Julie Yoon Moberg

Percurso de vida de crianças com esclerose múltipla parental

Julie Yoon Moberg

Percurso de vida de crianças com esclerose múltipla parental

ScienciaScripts

Imprint

Cover image: www.ingimage.com

This book is a translation from the original published under ISBN 978-620-2-07081-2.

Publisher:
Sciencia Scripts
is a trademark of
Dodo Books Indian Ocean Ltd. and OmniScriptum S.R.L publishing group

120 High Road, East Finchley, London, N2 9ED, United Kingdom
Str. Armeneasca 28/1, office 1, Chisinau MD-2012, Republic of Moldova, Europe
Printed at: see last page
ISBN: 978-620-8-25063-8

Dedicação

Obrigado aos 14 jovens adultos que se ofereceram para participar no estudo de entrevistas. A vossa generosa partilha da vossa vida e das vossas experiências proporcionou profundidade e novos conhecimentos aos estudos e à área de investigação. Dedico este livro a vós e às vossas famílias.

Agradecimentos

Per Soelberg SOrensen, obrigado por me ter deixado beneficiar da sua experiência em esclerose múltipla, conhecimento científico, negociação e redação de artigos. Agradeço também a confiança que depositaram em mim.

Nils Koch-Henriksen, obrigado por partilhar o seu vasto conhecimento sobre esclerose múltipla, investigação baseada em registos e epidemiologia. Esforcei-me por aprender consigo, por exemplo, com a sua elegante capacidade de escrita e atenção aos pormenores. Obrigado pela sua orientação e apoio entusiástico.

Melinda Magyari, um agradecimento sincero por me ter deixado aprender com a sua mente científica perspicaz e os seus conhecimentos em registos e epidemiologia. Tem sido fundamental na minha investigação baseada em registos e em tantas outras áreas - e ainda por cima divertida e calorosa. Obrigado pelo seu generoso encorajamento e apoio inabalável. Começou por ser um supervisor e tornou-se o meu mentor.

Anne BrOdsgaard, um agradecimento muito especial por ter partilhado comigo os seus conhecimentos em fenomenologia e em muitas outras áreas. Guiou-me com entusiasmo e competência desde os primeiros passos da minha investigação até ao fim. O seu grande conhecimento sobre métodos qualitativos e competências administrativas melhorou o trabalho. Agradeço também o seu apoio contínuo e os seus comentários e conselhos conscienciosos.

Dorte Larsen, obrigado por aplicar as suas competências em psicologia. As minhas análises beneficiaram muito das suas competências psicológicas e das nossas muitas discussões. Encorajaste-me e apoiaste-me.

Lau Caspar Thygesen, obrigado pela sua orientação epidemiológica e estatística, nomeadamente no que diz respeito às várias armadilhas com que me deparei. O seu domínio da epidemiologia melhorou o trabalho.

Bjarne Laursen, obrigado pela sua ajuda com a estatística e o SAS. Também serviu de caixa de ressonância para as minhas ideias epidemiológicas mais importantes. A sua contribuição foi inestimável.

Morten Blinkenberg, obrigado por ter sido o meu avaliador externo. Deu-me óptimas sugestões.

Vibeke Freilev, obrigada por me ter oferecido a oportunidade de realizar um doutoramento e por ter apoiado o meu trabalho ao longo de todo o processo. A minha mais profunda gratidão.

Marian Petersen, obrigado pela sua sugestão de que eu utilizasse um ou dois métodos em vez de três. Poupou-me a um colapso induzido pelo stress.

Thora Grothe Thomsen, obrigado por me ter permitido beneficiar dos seus valiosos conhecimentos, da sua rede de contactos e dos seus conselhos.

Anne Krakau Hansen, obrigada por apoiar entusiasticamente os projectos e a investigação na clínica do hospital e por encorajar ativamente o meu doutoramento desde o início.

Anette Husted, Dorthe Stauning Rasmussen, Karina Karles, Lene Almind, Louise Mathiesen, Rie Forsberg, Sidsel Walter Nielsen e Vibeke Jespersen, obrigada por terem sido colegas fantásticas ao longo de cinco anos de brincadeiras, desafios e trabalho altamente profissional.

Helle Vilhelmsen, obrigado pelas suas transcrições hábeis e meticulosas e pelos seus comentários perspicazes.

Carolina Magdalene Maier, obrigada por ter sido a minha orientadora na primeira parte do meu doutoramento. Contribuiu com um feedback inestimável para as análises e o projeto do estudo de entrevista.

Anja Thormann, Magnus Spangsberg Boesen e Thor Ameri Chalmer, obrigado por terem feito do período de doutoramento uma grande experiência de aprendizagem com discussões esclarecedoras e momentos divertidos.

O Centro Dinamarquês de Esclerose Múltipla (DMSC), obrigado a todos os meus colegas pela ajuda e apoio e por mostrarem interesse no meu trabalho. Estou grato por fazer parte do DMSC.

Bergur R0nne Moberg e ***Per Skodsh0j Moberg,*** tudo é insignificante em comparação convosco.

Obrigado aos financiadores que apoiaram financeiramente o trabalho de doutoramento: Sociedade Dinamarquesa de Esclerose Múltipla, Fundação para a Investigação em Neurologia, Fundação Novo Nordisk, Fundação Karen A. Tolstrup e Centro de Neurociências do Rigshospitalet.

Abreviaturas

ADL	Activities of daily living
CI	Confidence interval
GLM	General linear model
GPA	Grade point average
MS	Multiple sclerosis
N/A	Not applicable
OR	Odds ratio
SD	Standard deviation
SE	Standard error
χ^2	Chi-square test

Índice

CAPÍTULO 1

Introdução

A esclerose múltipla (EM) é uma doença crónica com uma interação complexa entre suscetibilidade genética e factores ambientais. Trata-se de uma doença desmielinizante inflamatória do sistema nervoso central.[1-4] Historicamente, Jean-Martin Charcot descreveu pela primeira vez as caraterísticas clínicas da EM como uma doença em 1868. [5,6th]A descrição desta doença neurológica remonta a uma saga islandesa do século XII, e relatos de casos e diários posteriores descrevem sintomas correspondentes à EM.[7,8] A maioria das pessoas diagnosticadas com EM tem o início da doença entre os 20 e os 40 anos de idade.[9,10] O rácio entre mulheres e homens aumentou para >2:1 a partir da década de 1970.[11-13]

Cerca de 2,3 milhões de pessoas sofrem de esclerose múltipla em todo o mundo.[14] Na Dinamarca, o Registo Dinamarquês de Esclerose Múltipla registou mais de 25.000 casos desde 1948 e mais de 13.000 pessoas vivem atualmente com este diagnóstico na Dinamarca, o que corresponde a uma prevalência de 232 por 100.000 pessoas, uma das mais elevadas do mundo. Em média, são registados quase 500 novos casos por ano.[15]

Os sintomas da EM variam de ligeiros a incapacitantes e a doença pode afetar as capacidades motoras, a visão, o controlo da bexiga e dos intestinos e a função cognitiva.[16,17] O défice cognitivo pode envolver dificuldades na memória de curto prazo, na aprendizagem de novas competências e nas funções executivas.[18,19] Entre 40%-65% das pessoas com EM são cada vez mais afectadas por dificuldades cognitivas, com impactos adversos nas suas capacidades profissionais e sociais.[20] A fadiga é um sintoma dominante, que afecta pelo menos 75% das pessoas com EM de forma persistente ou esporádica e que exige períodos de repouso frequentes entre o trabalho, as actividades da vida diária (AVD) e as saídas.[21-23] Quando a fadiga é grave ou a necessidade de descanso não é satisfeita de forma adequada, uma pessoa com EM pode ficar exausta durante vários dias. Assim, tanto no quotidiano como quando não é suficientemente tida em conta, a fadiga tem um impacto grave na capacidade de trabalho e na vida familiar.[24,25]

Os sintomas da EM variam assim de ligeiros a incapacitantes e dependem da trajetória da doença de cada indivíduo.[21,26,27] Quanto mais graves forem as incapacidades relacionadas com a EM, piores podem ser os efeitos da EM na situação profissional, na capacidade de iniciar ou manter uma parceria e na capacidade de realizar as AVD, bem como na energia para as actividades familiares, na disponibilidade emocional e na parentalidade.[28-30] Viver com EM durante décadas pode ter graves efeitos socioeconómicos, familiares e emocionais na pessoa diagnosticada com EM.[29-31]

No início da doença, muitas pessoas com EM já têm filhos ou estão a planear ter filhos, uma vez que a EM afecta principalmente jovens adultos na idade fértil.[32-34] Estima-se que 10% das crianças no mundo vivem com um progenitor com uma doença crónica.[35]

Antecedentes: Filhos de pais com esclerose múltipla

Há pouco conhecimento sobre a influência da EM parental nos filhos, e o conhecimento sobre os filhos adultos e o seu percurso de vida depois de crescerem com EM parental é especialmente escasso (Anexos\Tabela 1). Esta secção apresenta o enquadramento geral dos três estudos que compõem a dissertação de doutoramento. A potencial influência da EM parental nos filhos baseia-se nos sintomas da doença crónica e nos efeitos derivados na vida familiar.

Estudos de revisão e uma meta-análise demonstraram que os efeitos da doença crónica dos pais nos filhos são essencialmente negativos.[36-42] Estes efeitos podem incluir a sobrecarga de responsabilidades, tais como tarefas domésticas demoradas, prestação de cuidados (incluindo higiene pessoal), angústia emocional, isolamento e ajuda nas AVD.[35,43,44] Muitas crianças tinham pouco tempo para dedicar à educação, aos tempos livres e aos amigos, devido ao aumento das tarefas domésticas e de prestação de cuidados.[44-47] Algumas crianças desenvolveram ansiedade, ansiedade de separação, preocupações com a saúde ou depressão.[43,48,49] A maioria das crianças não tinha conhecimento dos sintomas e da possível evolução futura da EM do progenitor, o que era muito stressante e lhes criava incerteza e preocupações desproporcionadas. Nalgumas famílias, a doença crónica do progenitor ou a prestação de cuidados por parte dos filhos não eram abertamente reconhecidas, o que tornava as responsabilidades acrescidas dos filhos invisíveis e, por conseguinte, negligenciadas.[43,50] A depressão e o sofrimento emocional dos pais têm sido associados a uma menor capacidade de lidar com a situação e a dificuldades psicológicas das crianças.[51,52] Um estudo concluiu que foi a capacidade do parceiro sem EM para lidar com um parceiro com EM que mais influenciou a forma como os filhos se adaptaram à EM dos pais.[51]

Alguns estudos encontraram efeitos benéficos para as crianças, para além dos efeitos adversos. Estes podem incluir uma maior empatia e responsabilidade, fortes laços familiares ou orgulho nas capacidades administrativas e de prestação de cuidados.[44,45,53-57]

Outros estudos não encontraram diferenças significativas, por exemplo, na imagem corporal,[58] interações mãe-filha,[59] ou no desenvolvimento adverso na primeira infância nos principais resultados entre crianças com um progenitor com EM e uma população de referência. No entanto, verificaram-se associações significativas entre a duração da exposição à EM parental e a comorbilidade da saúde mental parental e a vulnerabilidade do desenvolvimento.[60]

Numa revisão, os adolescentes entre os 11 e os 18 anos com EM parental apresentavam um maior risco de dificuldades psicossociais do que o grupo etário mais jovem, entre os 5 e os 11 anos.[38] Os estudos anteriores centraram-se sobretudo em crianças pequenas, com apenas alguns em adolescentes, e incluíam frequentemente pais ou familiares com várias doenças crónicas, incluindo a EM. Alguns dos estudos concentraram-se na perspetiva dos pais sobre o bem-estar dos seus filhos, através do preenchimento de questionários pelos pais e, por vezes, também pelos filhos.[61-64]

A investigação que analisa o percurso de vida a longo prazo das crianças com EM parental é muito limitada. A Tabela 1, nos anexos, apresenta uma panorâmica dos estudos anteriores. Encontrámos apenas dois estudos sobre filhos adultos com idades compreendidas entre os 19 e os >65 anos que eram anteriormente jovens prestadores de cuidados a familiares com uma doença crónica, e algumas pessoas nestes dois estudos tinham um progenitor com EM; estes dois estudos utilizaram métodos de entrevista e de questionário.[45,65]
Dado que os conhecimentos actuais sobre a influência a longo prazo da EM parental nas crianças são escassos e que não foram realizados outros estudos utilizando dados baseados em registos nacionais, concebemos este trabalho de doutoramento para investigar esta área utilizando abordagens originais:

- Faixa etária: Principalmente adultos
- A longo prazo: Desde a infância até aos 58 anos de idade
- Dois métodos complementares: Um método baseado em registos epidemiológicos de âmbito nacional e um método de entrevista fenomenológica.

CAPÍTULO 2

Objectivos

O objetivo geral desta dissertação de doutoramento é investigar se a EM parental influencia as crianças em diferentes fases do seu percurso de vida.

O objetivo geral é investigado em três estudos com objectivos específicos:

I: Investigar os níveis de escolaridade das crianças com EM parental em comparação com uma população de referência num estudo baseado em registos.
II: Investigar os resultados em termos de emprego das crianças com EM parental em comparação com uma população de referência num estudo baseado em registos.
III: Explorar e descrever as experiências dos jovens adultos com a EM parental num estudo de entrevista fenomenológica.

Hipóteses
Estudo I: A EM dos pais influencia a média de notas dos filhos no ensino básico, o nível de ensino mais elevado atingido e a probabilidade de obter uma formação na área da saúde.

Estudo II: A EM parental influencia o emprego, a pensão de invalidez e o rendimento dos filhos.

Objetivo
Estudo III: Este estudo é descritivo e tem como objetivo explorar e descrever as experiências dos jovens adultos que cresceram com um progenitor com EM e a forma como a EM do progenitor continua a influenciar a sua vida quotidiana.

CAPÍTULO 3

Considerações metodológicas

Para investigar a área de investigação quase inexplorada dos filhos adultos com EM parental, utilizámos duas concepções de estudo diferentes como forma de obter uma perspetiva ampla e profunda. Aplicámos apenas um método a cada estudo, nunca ambos.

Os estudos I e II investigam a perspetiva geral, utilizando um desenho de coorte quantitativo baseado em registos dinamarqueses de âmbito nacional com 37 593 pessoas com idades compreendidas entre os 15 e os 58 anos (artigo I) e 22 104 pessoas com idades compreendidas entre os 30 e os 57 anos (artigo II).

O Estudo III explora a perspetiva profunda, utilizando um desenho de entrevista qualitativa baseado numa abordagem fenomenológica exploratória com 14 jovens adultos com idades compreendidas entre os 18 e os 25 anos em entrevistas presenciais (Artigo III).

Método de estudo quantitativo de âmbito nacional baseado em registos

Os estudos baseados em registos são quantitativos, o que significa que podemos aplicar análises estatísticas para quantificar o nível de educação atingido, a taxa de emprego e o rendimento. Os pontos fortes gerais dos estudos quantitativos incluem a capacidade de utilizar análises estatísticas para obter uma noção da proporção numérica e para poder generalizar.[66] Um dos pontos fortes dos estudos baseados em registos é a inclusão de um grande número de pessoas, o que nos permite incluir pessoas aleatoriamente em cada coorte. Além disso, uma vez que os registos dinamarqueses são de âmbito nacional, os nossos estudos baseiam-se em toda a população de pessoas com início de EM entre 1950 e 1986, em comparação com um grupo de pessoas emparelhadas por sexo e ano de nascimento da população de base. Além disso, os dados dos registos na Dinamarca estão disponíveis para fins de investigação, embora sejam recolhidos independentemente para fins administrativos, uma vez que a recolha e a comunicação são obrigatórias para todas as instituições públicas. Outro ponto forte é o facto de não haver viés de memória ou de seleção, uma vez que os parâmetros objectivos são independentes da memória ou da capacidade de resposta das pessoas. As limitações de um estudo quantitativo são as dificuldades em aceder às razões ou reflexões pormenorizadas por detrás das decisões das pessoas e em investigar conceitos ou sentimentos complexos.[66]

Os estudos I e II foram realizados com base num raciocínio dedutivo, o que significa que a abordagem para investigar o fenómeno foi começar pelo geral e depois, após várias etapas de análise, chegar ao específico.[66,67] Em cada um destes dois estudos, começámos por formular uma hipótese e depois aplicámos os dados de observação dos registos relevantes para confirmar ou rejeitar as hipóteses.

Método de estudo fenomenológico exploratório qualitativo

O estudo por entrevista é qualitativo, o que significa que podemos explorar em profundidade as experiências de crescer com um progenitor com EM através das narrativas pormenorizadas dos próprios participantes. O principal ponto forte de um estudo qualitativo é a capacidade de investigar um fenómeno complexo em profundidade e detalhe.[66] Outro ponto forte é a possibilidade de estabelecer ligações entre diferentes áreas da vida dos participantes.[68] Outro ponto forte é a capacidade de os participantes desenvolverem as suas respostas e, assim, introduzirem novos tópicos ou obterem conhecimentos não considerados inicialmente.[67] As limitações de um estudo qualitativo são as dificuldades de o aplicar a um grande número de pessoas e de utilizar análises estatísticas de forma significativa.[66]

Utilizámos o quadro e o método fenomenológicos.[69,70] Tínhamos poucas ideias pré-concebidas sobre o que os participantes nos diriam, uma vez que o grupo etário em questão (jovens adultos entre os 18 e os 25 anos) não tinha sido objeto de atenção exclusiva anteriormente. Este facto também torna o estudo exploratório e aberto, porque estávamos abertos a quaisquer conclusões que pudessem emergir dos dados.[67,71,72]

O Estudo III foi caracterizado por um raciocínio indutivo, o que significa que partimos das observações específicas (neste caso, as declarações dos participantes) e, em seguida, avançámos através de várias etapas analíticas para detetar temas cada vez mais condensados em direção a observações gerais.[73] Assim, formulámos o objetivo da investigação no início e depois condensámos os nossos dados através da análise até chegarmos à conclusão geral - a "essência do fenómeno" fenomenológico - que tinha emergido das entrevistas como um todo.[70]

Métodos de estudo complementares

Os dois métodos de estudo têm pontos fortes e limitações opostas, e as limitações de cada método são contrabalançadas pelos pontos fortes do outro método. O método baseado em registos e o método da entrevista fenomenológica são, portanto, complementares. A perspetiva alargada com grandes populações proporciona significância e poder estatístico e é complementada pela perspetiva profunda com narrações em profundidade das experiências complexas dos participantes.

Métodos dos estudos baseados em registos

Conceção do estudo

Os Estudos I-II são estudos de coorte baseados em registos que incluem os filhos de todos os dinamarqueses com início de EM entre 1950 e 1986, bem como uma coorte de referência de filhos da população de base de pais sem EM.

Os filhos de um progenitor com EM são designados por coorte "descendentes de EM" e os filhos de pais sem EM, emparelhados por sexo e ano de nascimento com cada filho de descendentes de EM, são designados por "coorte de referência".

Criação da base de dados do estudo

A base de dados aplicada nos Estudos I-II foi criada através da ligação de dados de muitos registos dinamarqueses diferentes. A Dinamarca dispõe de extensos registos de base populacional a nível nacional sobre todos os residentes, bem como de dados sobre factores socioeconómicos, com notificação obrigatória para todas as instituições públicas e empregadores públicos e privados. Alguns dos registos dinamarqueses são parcialmente estabelecidos para fins administrativos e constituem fontes de dados únicas para a investigação. O autor combinou, geriu e analisou os dados da base de dados, desenvolvendo algoritmos SAS especificamente para estes fins.

Desde 1968, foi atribuído a todos os residentes dinamarqueses um número de identificação pessoal exclusivo através do Sistema de Registo Civil dinamarquês (SIR) no momento do nascimento ou da imigração.[74] Os registos dinamarqueses utilizam este número SIR para armazenar e comunicar os dados ao nível da pessoa individual.

A Statistics Denmark é o principal fornecedor de dados de registos na Dinamarca, e os seus servidores seguros e registados armazenam todos os dados de registos após anonimização e encriptação. O acesso aos dados implica um processo de candidatura exaustivo e é financiado pelo investigador. Ao associar o número do SIR anonimizado aos registos nacionais relevantes, criámos a nossa base de dados de estudo com informações sobre vários factores socioeconómicos ao nível da pessoa individual para as duas coortes e os seus pais. As variáveis da base de dados são apresentadas no Quadro 2: Variáveis dos Estudos I-II, nos anexos.

As duas coortes: descendentes de EM e crianças de referência

A partir do Registo Dinamarquês de Esclerose Múltipla, de âmbito nacional,[15] , recolhemos todas as pessoas nascidas na Dinamarca com início clínico de EM entre 1950 e 1986 e com EM definida de acordo com os critérios de diagnóstico actuais: Allison & Millar[75] até 1994, Poser[76] até 2004 e McDonald[77,78] a partir de 2005. Havia 7.409 residentes que tinham um diagnóstico confirmado de EM, e 2.879 das pessoas com EM (38,9%) não tinham filhos até 31 de dezembro de 2012.

O Instituto de Estatística da Dinamarca identificou as crianças através das 4.530 pessoas com EM (61,1%) que tinham filhos. Incluímos aleatoriamente uma criança de cada irmandade com um progenitor biológico com EM para evitar a formação de grupos. Para cada filho com EM, fizemos o emparelhamento aleatório de oito filhos de pais sem EM, por sexo e ano de nascimento. Ambas as coortes de crianças, bem como os seus pais, tinham de ter nascido na Dinamarca. Excluímos as crianças de ambas as coortes se tivessem sido diagnosticadas com EM, se fossem gémeas ou se tivessem emigrado da Dinamarca.

O grande número de crianças de referência por cada descendência de EM foi escolhido para calcular estimativas de parâmetros mais exactas. Este facto, por sua vez, proporcionou uma maior precisão e poder na obtenção de associações verdadeiras entre a exposição e o resultado. Todas as covariáveis e resultados medidos foram recolhidos de forma semelhante para as duas coortes, uma vez que as crianças foram comparadas com base nos mesmos factores.

Dependendo dos períodos de tempo dos registos em questão e dos resultados analisados, incluímos crianças de diferentes faixas etárias e idades máximas na altura do diagnóstico de EM do progenitor, conforme resumido abaixo.

População do estudo I

As crianças nascidas entre 1955 e 1998 foram incluídas de acordo com os critérios de inclusão, exclusão e correspondência descritos acima. A população final do estudo consistiu em 4 177 descendentes de EM e 33 416 crianças de referência com idades compreendidas entre os 15 e os 58 anos no seguimento em 2013 (Apêndices\Artigo I\Figura 1). Em 2013, no seguimento, a idade mediana dos indivíduos incluídos era de 44 anos e 88% tinham entre 30 e 58 anos de idade.

Entre os descendentes de EM, 2 149 (51,5%) ainda não tinham nascido ou tinham no máximo 12 anos de idade aquando do diagnóstico de EM dos seus pais. A proporção de mulheres na coorte de descendentes de EM foi de 47,6% (n = 1 987). Entre os pais com EM, o rácio de mulheres para homens foi de 1,6:1.

População para o Estudo II

As crianças nascidas entre 1955 e 1982 foram incluídas de acordo com os critérios de inclusão, exclusão e correspondência descritos acima. A população final do estudo consistiu em 2.456 descendentes de EM e 19.648 crianças de referência com idades compreendidas entre os 30 e os 57 anos no seguimento em 2012 (Apêndices\Artigo II\Figura 1).
Na coorte de descendentes de EM, 1711 (69,7%) ainda não tinham nascido ou tinham no máximo 12 anos de idade na altura do diagnóstico de EM do progenitor, e 1190 (48,5%) eram

mulheres.
O rácio entre mulheres e homens dos pais com EM foi de 1,4:1.

As crianças incluídas tinham no máximo 18 anos de idade na altura do diagnóstico de EM parental, para garantir que a EM parental pudesse potencialmente exercer uma influência nas probabilidades de emprego e rendimento das crianças.

Optámos por analisar as crianças relativamente ao emprego e à pensão de invalidez aos 30, 40 ou 50 anos, porque estas três idades abrangem três fases diferentes da sua vida profissional. A idade de 30 anos foi escolhida como a idade mínima, porque queríamos dar tempo suficiente para que as crianças tivessem acesso à educação e ao emprego. As idades de 40 e 50 anos foram escolhidas para investigar o tempo até à perda da capacidade de trabalho.

De acordo com o Instituto Nacional de Estatística da Dinamarca, a população dinamarquesa de homens e mulheres obtém geralmente o seu nível de rendimento mais elevado entre os 45 e os 49 anos.[79] Por conseguinte, escolhemos este intervalo de idade de cinco anos nas nossas análises de rendimento para cada indivíduo, bem como incluímos e corrigimos o rendimento em função da inflação, tendo 2012 como base de referência.

Analisámos a probabilidade de atingir um rendimento anual pessoal bruto superior a 250 000 DKK (~ 33 650 EUR).[80] As pessoas que auferiam um rendimento inferior a este nível na Dinamarca em 2012 tinham empregos de baixo rendimento, empregos a tempo parcial ou recebiam prestações sociais.[80] Atingir 250 000 DKK por ano é suficiente para as necessidades básicas e equivale ao dobro do nível de pobreza, que é inferior a 50% do rendimento mediano, de acordo com a OCDE.[81]

Fontes de dados

A base de dados do estudo associa dados ao nível do indivíduo provenientes de vários registos dinamarqueses de âmbito nacional, que são aqui apresentados.

O Registo Dinamarquês de Esclerose Múltipla foi criado em 1956 e inclui todos os casos de EM prevalentes em 1948 e os casos incidentes com início após 1947.[15,82] Atualmente, estão registadas mais de 25.000 pessoas com um diagnóstico definitivo de EM. A EM é diagnosticada por um neurologista da equipa de acordo com os actuais critérios de EM acima descritos.[83] O Registo Dinamarquês de Esclerose Múltipla é o mais antigo registo de EM de base populacional a nível nacional do mundo.[15,83]

O Sistema de Registo Civil foi criado em 1968 e contém todos os residentes dinamarqueses; acompanha as suas histórias de residência; e mantém a identidade dos cônjuges, filhos, pais, óbitos e migração.[84] Este sistema permite a identificação individual de todos os residentes.

Este número é vitalício e é utilizado por todas as autoridades públicas, empregadores e registos relativos à educação, emprego e rendimentos.

O registo das notas escolares foi criado em 2002 e contém as notas da classe 9th do ensino básico. Os alunos concluem a classe 9th quando têm cerca de 15 anos de idade. De acordo com a lei dinamarquesa, este é o nível mínimo de escolaridade que as crianças devem atingir, sendo a educação subsequente opcional. Um examinador externo oficialmente nomeado examina o aluno nos exames escritos e co-examina o aluno nos exames verbais. O registo das notas escolares utiliza a escala de classificação do Sistema Europeu de Transferência e Acumulação de Créditos: -3, 0, 2, 4, 7, 10 e 12. As duas primeiras notas indicam a reprovação. O resultado é calculado como a média de notas (GPA) por aluno. Tivemos acesso às notas de 2002 a 2013.

O Was Popidatibn w Education Wegister foi criado em 1981 e contém informações individuais sobre os resultados escolares desde o pré-escolar até ao nível de doutoramento. O

O Registo de Educação da População tem um elevado grau de validade e cobertura (96,4% em 2008).[85] O desfecho é determinado como os níveis educacionais mais altos concluídos das coortes e de seus pais, ambos dicotomizados em 'nível de ensino básico ou acima do nível de ensino básico' e em quatro categorias no acompanhamento em 2013. Definimos a educação relacionada com a saúde como um diploma obtido em fisioterapia, terapia ocupacional, enfermagem, saúde pública, psicologia ou medicina. O resultado da educação relacionada com a saúde é dicotomizado em "obter ou não uma educação relacionada com a saúde" no seguimento. Tivemos acesso a dados educacionais de 1981 a 2013.

O Módulo de Classificação do Emprego foi criado em 1980 e contém informações sobre se um residente dinamarquês está empregado há mais de 6 meses, se está desempregado, se está a frequentar um curso, se está em licença de maternidade/paternidade/doença, se está a receber uma pensão por invalidez, se está reformado ou se não trabalha por qualquer outro motivo há mais de 6 meses. Tivemos acesso a dados sobre o emprego de 1980 a 2012.

A pensão de invalidez faz parte do módulo de classificação do emprego e inclui todas as pessoas que receberam uma pensão de invalidez durante pelo menos 6 meses devido, por exemplo, a doença ou acidente e não devido à idade de reforma exigida pelo Estado. Tivemos acesso a dados sobre pensões de invalidez de 1980 a 2012.

O Registo de Estatísticas do Rendimento foi criado em 1970.[86] O Instituto Nacional de Estatística dinamarquês define o rendimento pessoal bruto como o rendimento dos 18-59 anos de idade (excluindo os estudantes) que é tributado e resulta da atividade principal de um indivíduo durante, pelo menos, metade do ano: remuneração do trabalho (por conta de outrem ou por conta própria); prestações (reforma, pensão por invalidez, licença de maternidade/paternidade); rendimentos de acções, obrigações, contas de poupança e contas de pensão; e rendimentos do estrangeiro (remuneração do trabalho, pensão, acções, etc.). O nosso objetivo ao utilizar o rendimento pessoal foi testar a diferença de rendimentos auferidos pelo indivíduo em estudo por ano. Se tivéssemos optado pela alternativa do rendimento familiar, poderíamos ter diminuído ou aumentado o rendimento do indivíduo em estudo, caso o companheiro(a) ganhasse mais ou menos, distorcendo assim o rendimento do indivíduo, o que iria contra o nosso objetivo. Seguindo o mesmo argumento, escolhemos o rendimento bruto em vez do rendimento disponível, porque o Estado-providência dinamarquês[87] apoia, por exemplo, as famílias monoparentais, pagando uma parte dos custos de cuidados infantis ou de habitação, dependendo do nível de rendimento do progenitor. Estes benefícios podem igualar os rendimentos disponíveis até certo ponto, ocultando assim as diferenças subjacentes. Tivemos acesso a dados sobre o rendimento anual pessoal bruto de 1980 a 2012.

Covariáveis

Idade dos pais aquando do parto

Partimos do princípio de que a idade do progenitor no momento do parto poderia ter impacto na criança devido à maturidade e às circunstâncias sociais do progenitor, que estão frequentemente associadas à idade dos pais. O sexo do progenitor com EM foi emparelhado com o do progenitor de referência em cada grupo de emparelhamento. Os pais não foram emparelhados por idade. Dividimos a idade dos pais no nascimento da criança incluída em quatro categorias: <20; 20-29; 30-39; >40.

Nível de escolaridade dos pais

Partimos do princípio de que o nível de escolaridade dos pais pode ter impacto na criança no que diz respeito a habilitações literárias, emprego, risco de pensão de invalidez e nível de rendimento. Assim, dividimos a escolaridade dos pais em quatro categorias: ensino básico; ensino secundário; formação profissional, ensino superior curto ou médio, licenciatura; e ensino superior longo, doutoramento.

Análises estatísticas

Nos Estudos I-II, foram utilizadas estatísticas descritivas para descrever as populações incluídas. A regressão logística foi aplicada para estimar odds ratios (OR) não ajustados e ajustados com um intervalo de confiança (IC) de 95% para resultados dicotómicos. Os ORs ajustados incluíram duas covariáveis relativas à idade dos pais no parto e ao nível de escolaridade mais elevado. Aplicámos um teste t independente de duas amostras para comparar as médias e um modelo linear geral (GLM) para calcular as estimativas dos parâmetros para os dados contínuos: notas e rendimentos. O teste do qui-quadrado foi utilizado para analisar a ocorrência de óbitos nas duas coortes e para comparar o número de pessoas que alcançaram um desfecho estratificado por sexo. A significância estatística foi definida pelo valor de $p < 0,05$.

No Estudo I, realizámos algumas análises adicionais. O teste de tendência de Cochran-Armitage foi utilizado para analisar os níveis de escolaridade quando especificados em quatro níveis. Efectuámos um teste de sensibilidade para as crianças com idades compreendidas entre os 30 e os 58 anos para analisar a probabilidade de atingirem um nível superior ao ensino básico. Numa regressão logística, testámos um possível efeito do ano civil no nível de escolaridade mais elevado atingido. Para efeitos descritivos, o ano de nascimento das crianças foi estratificado em três categorias: 1955-1964, 1965-1979, e 19801998.

Todas as análises estatísticas nos Estudos I-II foram efectuadas utilizando o software SAS versão 9.4.

Ética

A Statistics Denmark encripta, torna anónimos e armazena todos os dados de registo nos seus servidores seguros e registados. É concedido um acesso remoto em linha especificamente para cada investigador, e cada início de sessão nos servidores da Statistics Denmark é registado e carimbado com o número de identificação do investigador. Embora o investigador tenha acesso a informação ao nível de uma pessoa individual, a encriptação e anonimização dos dados garantem a impossibilidade de identificar indivíduos nos conjuntos de dados.

Ligámos os conjuntos de dados utilizando os números de identificação pessoal encriptados, mas apesar de termos realizado investigação sobre dados individuais ao nível da pessoa, todas as pessoas foram anonimizadas e, portanto, não identificáveis. A Agência Dinamarquesa de Proteção de Dados aprovou os estudos para investigação e utilização estatística [números de referência 30-1141 e 2008-540482]. A legislação dinamarquesa não exige a aprovação do comité de ética, uma vez que os estudos se basearam inteiramente em registos e não foram intervencionais.

Métodos do estudo por entrevista

Conceção do estudo

O Estudo III é um estudo qualitativo com um desenho indutivo exploratório. Uma vez que o conhecimento sobre o fenómeno investigado é escasso, foi importante assegurar uma abordagem exploratória e indutiva tanto no raciocínio como na análise. Para alcançar uma inquisitividade exploratória, a nossa abordagem baseou-se na filosofia fenomenológica de Husserl.[69] Utilizámos o método de análise fenomenológica em quatro etapas de Giorgi.[70] Ao entrevistar em profundidade 14 jovens adultos entre os 18 e os 25 anos de idade, procurámos obter reflexões detalhadas e profundas sobre as suas experiências de ter um progenitor com EM.

Fenomenologia

A fenomenologia é a filosofia relativa às estruturas da experiência e da consciência humanas.[69,88] A fenomenologia é, portanto, o estudo da forma como as pessoas experimentam ou estão conscientes de um determinado objeto, podendo esse objeto ser material (como uma casa) ou imaterial (como um sentimento ou um conceito).[71] Os fenomenólogos procuram descrever e compreender - em vez de explicar - um fenómeno; pretendem tornar explícito o implícito, descrevendo um fenómeno de modo a clarificar o seu significado.[71,89] Os seis aspectos importantes da fenomenologia são: Perspetiva na primeira pessoa; subjetividade; fenómeno em fenomenologia; a 'coisa' em si mesma; mundo da vida; e a limitação de preconceitos.[69] Estes aspectos são desenvolvidos abaixo.

Perspetiva na primeira pessoa

Edmund Husserl (1859-1938) formulou as bases da fenomenologia como uma correção ao naturalismo, no qual a consciência é vista como parte da natureza e é analisada através de métodos centrados em factos empíricos e na causalidade.[69] O naturalismo toma como ideal a terceira pessoa objetiva, enquanto Husserl afirma que a primeira pessoa subjectiva deve ser o ponto de partida, porque um indivíduo que experiencia qualquer coisa fá-lo dirigindo a sua intencionalidade para algo.[69] A intencionalidade é assim de importância primordial na fenomenologia, uma vez que toda a consciência é consciência de algo.

Subjetivo

Ser subjetivo é uma caraterística inerente ao ser humano na fenomenologia, porque não podemos escapar à experiência de algo a partir da perspetiva da primeira pessoa. As nossas experiências estão sempre inseridas no mundo e relacionadas com ele. Em oposição ao naturalismo e ao seu ideal de objetividade, devemos ter sempre em conta esta inter-relação subjectiva; caso contrário, as nossas análises dos fenómenos serão erradas.[69]

Fenómeno em fenomenologia

Um fenómeno a estudar em fenomenologia é mais do que um objeto como uma casa, um sentimento como o amor, ou um conceito como a aprendizagem. Quando tomamos em consideração a inter-relação, o sujeito experimentador e o objeto experimentado são inseparáveis, simplesmente porque nós, enquanto seres humanos, trazemos sempre a nossa perspetiva subjectiva na primeira pessoa para qualquer experiência. Esta unificação do sujeito e do objeto é o fenómeno que está na base de uma análise fenomenológica descritiva.[69]

A "coisa" em si mesma

Na fenomenologia, os investigadores estudam as estruturas da experiência ou da consciência, investigando o fenómeno tal como ele aparece, o que também se designa por "coisa" em si mesma.[69] O objetivo é, portanto, descrever a "coisa" ou o fenómeno tal como é vivido por uma pessoa e, assim, compreender melhor a "coisa".[71] Assim, um estudo fenomenológico concentra-se na forma como uma determinada pessoa experimenta algo. Para investigar o nosso fenómeno tão diretamente quanto possível, dirigimos a nossa atenção para a "coisa" em si mesma, entrevistando jovens adultos com EM parental.

Lifeworld

Quando os investigadores pretendem investigar fenomenologicamente um determinado fenómeno, investigam a perspetiva subjectiva na primeira pessoa das experiências do participante sobre o fenómeno - também designada por "mundo da vida".[69] Os fenomenologistas defendem que, enquanto seres humanos, não nos podemos colocar fora e experimentar objetivamente um fenómeno a partir da perspetiva da terceira pessoa. Em vez disso, uma pessoa que se depara com um fenómeno traz tudo aquilo em que consiste para a experiência do fenómeno. Assim, diz-se que um investigador que investiga o fenómeno investiga o "mundo da vida" do participante.[70,71]

Proteção dos preconceitos

Um objetivo importante da fenomenologia é que os investigadores se mantenham conscientes dos seus próprios preconceitos. Isto designa-se por 'bracketing' ou epoche.[69,90] O investigador procura evitar que os preconceitos ou pensamentos e juízos prévios sobre o fenómeno interfiram com a abertura à descrição. Ao colocar de lado os preconceitos, o investigador coloca o fenómeno em epoché.[71] Procurámos descrever as experiências dos jovens adultos sobre o fenómeno com a maior precisão possível, sem os influenciar indevidamente com os nossos próprios preconceitos. Assim, reflectimos fenomenologicamente sobre as experiências dos jovens adultos e a nossa análise subsequente, mantendo-nos conscientes dos nossos próprios preconceitos. Os preconceitos derivam das nossas formações em enfermagem (autora e supervisora AB) e psicologia (supervisora DL), do trabalho com pessoas com EM e seus familiares ao longo de vários anos (autora e DL) e da literatura sobre crianças com um progenitor com doença crónica.

Recolha de dados

Os participantes ofereceram-se como voluntários em resultado de anúncios online e impressos através da Sociedade Dinamarquesa e das Ilhas Faroé de EM e de clínicas hospitalares de EM em toda a Dinamarca. Os voluntários foram incluídos ou excluídos através de uma amostragem intencional,[68] o que significa que os voluntários devem ser relevantes para a questão de investigação e para os critérios do estudo: Os participantes deveriam ter entre 18 e 25 anos de idade, ter um ou dois pais com EM e ter vivido com o progenitor com EM pelo menos dois anos após o diagnóstico. Eles próprios não deveriam ter um diagnóstico crónico. Três pessoas foram excluídas devido à idade superior a 25 anos ou ao facto de os pais terem sido diagnosticados com EM menos de um ano antes.

Questionário demográfico

Todos os participantes preencheram um questionário escrito relativo a informações demográficas sobre os seus pais e sobre si próprios antes da entrevista (Apêndices\Artigo III\ Tabela 1). O questionário foi concebido de forma a recolher informação demográfica sobre cada participante e família.

Amostra

Incluímos 14 jovens adultos com idades compreendidas entre os 18 e os 25 anos. Todos os participantes eram brancos, 13 eram da Dinamarca e 1 era das Ilhas Faroé (um país autónomo pertencente à Dinamarca). Havia 12 mulheres e 2 homens, e a sua idade média era de 20,6 anos (variação: 18-25 anos) quando foram entrevistados. A sua idade média na altura do diagnóstico de EM do progenitor era de 8,9 anos (variando entre antes do nascimento e 16 anos). Viviam com o progenitor com EM após o diagnóstico há 3-19 anos: 4 ainda viviam com o progenitor com EM e 10 tinham saído de casa na infância. Os antecedentes socioeconómicos dos pais variavam entre baixos rendimentos e ausência de educação formal e rendimentos elevados e o nível de educação mais elevado dos pais com ou sem EM. Foram abrangidas todas as cinco regiões da Dinamarca. A maioria dos pais permaneceu casada e cinco eram divorciados. Todos os participantes, exceto um, tinham um ou mais irmãos.

Entrevistas

As 14 entrevistas aprofundadas com os jovens adultos foram realizadas pela autora entre maio e agosto de 2014. Cada participante foi entrevistado separadamente e cara a cara num local à sua escolha (a casa do participante, a casa do autor ou um local público). Para encorajar os participantes a partilharem as suas experiências de crescimento com um progenitor com EM, o autor esforçou-se por estabelecer uma atmosfera de confiança e por permanecer aberto durante a entrevista a tudo o que o participante desejasse discutir.

De acordo com a fenomenologia, as perguntas eram maioritariamente abertas para permitir que o participante se exprimisse livremente. Por exemplo, o autor perguntava "Como é que viveste...?" ou "Como é que foi...? As perguntas de seguimento foram utilizadas para incentivar o participante a desenvolver ou explicar algo com maior profundidade e pormenor. Por exemplo, "Como é que isso o fez sentir?" ou "Importa-se de me dar um exemplo disto? Outro conjunto de perguntas estava relacionado com o objetivo de verificar se o autor compreendeu o participante, uma vez que este aspeto era de extrema importância para a análise subsequente (cf. Rigor), porque a intenção era compreender, analisar e retratar as experiências dos participantes com a maior precisão possível. Por exemplo, "Será que entendi corretamente que...? ?" ou "Quer dizer que...? Se o participante não concordasse com a descrição do autor, corrigia o mal-entendido e elaborava mais, até que o autor compreendesse corretamente o participante. Os participantes validavam assim a compreensão e as descrições do autor.

As entrevistas tiveram uma duração média de 114 minutos (de 53 minutos a 3 horas e 30 minutos), totalizando 26 horas e 42 minutos. Foram gravadas digitalmente com o consentimento dos participantes. Depois de transcritas, os dados das entrevistas totalizaram 861 páginas A4 a espaço simples.

Programa de gestão de dados: NVivo 10
O programa informático NVivo versão 10 da QSR foi especificamente concebido para a gestão de dados qualitativos. Utilizámos o NVivo para armazenar os dados das 14 entrevistas e para reorganizar visualmente as citações literais dos participantes, bem como os temas cada vez mais condensados que emergiram através da análise fenomenológica (Apêndices\Figura 1). Gerimos os dados das entrevistas no NVivo e analisámos os dados utilizando o método de análise fenomenológica de Giorgi.[70]

Análise de dados
Amedeo Giorgi desenvolveu o método fenomenológico descritivo[70] em psicologia, no qual baseámos a nossa análise e que tem sido utilizado em muitos domínios diferentes, incluindo estudos de enfermagem.[91] As quatro etapas de análise de Giorgi são ilustradas com exemplos dos participantes nos Apêndices\Artigo III\Tabela 2.

Etapa 1: Sentido do todo
Esta primeira etapa da análise visa a imersão nas percepções dos participantes sobre o fenómeno e a obtenção de uma noção do todo. Isto é conseguido através da leitura de cada transcrição várias vezes, bem como da audição das entrevistas.

O autor transcreveu as três primeiras entrevistas na íntegra para compreender o processo de transcrição e para estabelecer um modelo de transcrição aplicado neste estudo, por exemplo, símbolos para denotar sons inaudíveis, risos, discurso simultâneo e pausas. O modelo foi estabelecido para garantir que todas as transcrições seguissem as mesmas convenções. As 14 entrevistas tiveram uma duração total de 26,7 horas. O processo de transcrição teve uma média de 8,7 horas por 1 hora de entrevista e totalizou 232 horas. Devido ao grande volume de dados a transcrever, uma secretária transcreveu as 11 entrevistas seguintes. Para garantir que todas as transcrições eram tão consistentes e literais quanto possível, o autor ouviu as entrevistas enquanto editava as transcrições do secretário com base no modelo de transcrição. Assim, as transcrições aplicaram as mesmas convenções, independentemente do facto de o secretário ou o autor transcreverem as entrevistas gravadas.

Etapa 2: Unidades de significado
Esta etapa tem por objetivo determinar cada 'unidade de significado' tal como é expressa pelos participantes. Uma "unidade de significado" é uma expressão natural de uma pessoa que pode ser vista como uma entidade completa em si mesma. Determinámos 2.068 unidades de significado nas entrevistas. Um exemplo de uma unidade de significado nas palavras do próprio participante pode ilustrar este passo da análise: 'Ela está demasiado cansada para aspirar ou fazer o jantar, ou devo ser eu a fazê-lo?

Etapa 3: Tematização
Esta etapa tem por objetivo condensar as unidades de significado em temas cada vez mais gerais que emergem dos dados da entrevista. A análise é, assim, orientada pelos dados de baixo para cima. Reformulámos as unidades de significado que são relevantes para a pergunta de investigação em temas dominantes. Para continuar o exemplo da Etapa 2, reformulámos a unidade de significado no seguinte tema: 'O participante preocupa-se com as tarefas domésticas e com o facto de o pai estar demasiado cansado para as realizar'.

Sintetizámos o tema anterior no tema dominante "Preocupação", depois no subtema "Preocupação e culpa" e, por fim, no tema essencial "Cuidar". Este processo de condensação das unidades de significado relevantes para o fenómeno foi aplicado a todas as entrevistas. No decurso deste processo, emergiram dos dados oito subtemas e dois temas essenciais.

Etapa 4: Essência do fenómeno
Esta última etapa visa sintetizar os temas de todas as entrevistas numa descrição do fenómeno estudado. A síntese é o resultado final do método de análise fenomenológica de Giorgi, em que cada etapa e tema de análise é orientado pelos dados de baixo para cima.[70] A síntese baseia-se num processo de análise rigoroso durante o qual as citações literais dos participantes são condensadas em unidades de significado natural, temas, subtemas, temas essenciais e, finalmente, a essência do fenómeno. A essência do fenómeno surgiu como resultado da condensação fenomenológica dos temas em temas cada vez mais sintetizados.[70,91]

Rigor

Para reivindicar a fiabilidade científica de um estudo qualitativo, os investigadores devem empregar um processo sistemático e rigoroso, estabelecendo assim a fiabilidade dos resultados.

Colocação dos nossos preconceitos em destaque
Como já foi referido, os seres humanos trazem sempre a sua perspetiva subjectiva na primeira

pessoa para qualquer experiência. Embora isto seja inevitável, os investigadores devem fazer tudo o que estiver ao seu alcance para se manterem conscientes dos seus preconceitos e não permitir que estes interfiram no estudo de um fenómeno.[90] Estávamos conscientes dos nossos próprios preconceitos, provenientes da prática clínica e da literatura, e discutíamo-los regularmente para os identificar e, assim, os limitar.

Validação
A compreensão do fenómeno por parte do autor foi regularmente validada durante cada entrevista, pedindo ao participante para esclarecer, por exemplo, "Isto significa que...?[73]

O participante responderia então afirmativamente ou forneceria uma descrição alternativa. Esta forma de interrogação tem por objetivo validar a compreensão que o autor tem das experiências dos participantes. Isto garante a fiabilidade da análise subsequente e a credibilidade dos resultados.[73]

Triangulação
Uma forma de evitar o preconceito subjetivo de um único investigador é utilizar a triangulação de analistas, o que significa que vários investigadores estão envolvidos e podem, assim, discutir e desafiar os preconceitos, as descrições, as análises e as compreensões uns dos outros.[68,73] Três investigadores leram as transcrições em bruto e discutiram continuamente as análises e os resultados emergentes ao longo do estudo das entrevistas. Sempre que nos deparávamos com pontos de vista divergentes, discutíamos as unidades de significado, os temas e a essência do fenómeno até chegarmos à unanimidade.

Ética
Obtivemos a aprovação para o estudo da Agência Dinamarquesa de Proteção de Dados (n.º 301141). O Comité Regional de Ética na Investigação em Saúde declarou que, uma vez que o estudo por entrevista não continha material biomédico, os regulamentos dinamarqueses não eram aplicáveis a este estudo. Cada participante foi informado por escrito e verbalmente sobre o estudo e foi-lhe dado tempo para reconsiderar a sua participação, de acordo com a Declaração de Helsínquia.[92] Os participantes receberam informações de contacto de um psicólogo da Sociedade Dinamarquesa de Esclerose Múltipla para o caso de surgirem emoções difíceis após a entrevista.

Para resumir os métodos do Estudo III, nós

- Utilizou o método fenomenológico de Giorgi,[70] que é adequado e pertinente para a questão de investigação
- Colocámos os nossos preconceitos em evidência, discutindo-os abertamente várias

vezes

- Utilizou a triangulação de investigadores durante todo o processo de análise para evitar o enviesamento de um único investigador
- Foram sistemáticos na recolha de dados e na análise dos dados resultantes das entrevistas
- Baseámos a nossa análise na validação regular dos participantes para garantir a fiabilidade da análise e a credibilidade dos resultados.

CAPÍTULO 4

Resultados

Article I: Resultados escolares dos filhos de pais com esclerose múltipla: Um estudo de coorte nacional baseado em registos

No primeiro estudo com base em registos, comparámos a coorte de descendentes de EM com a coorte de referência em relação a três resultados educativos. As crianças incluídas tinham, no máximo, 12 anos de idade na altura do diagnóstico parental de EM no que diz respeito às notas e ao nível de escolaridade e, no máximo, 18 anos de idade no que diz respeito à educação relacionada com a saúde, para permitir que a EM parental tivesse tempo suficiente para exercer qualquer possível influência nos resultados escolares das crianças. Além disso, as crianças mais novas incluídas nas duas primeiras análises tinham 15 anos de idade. As caraterísticas de base das crianças incluídas em cada análise encontram-se detalhadas na Figura 1 e na Tabela 1 (Apêndices\Artigo I).

Relativamente às covariáveis parentais, a idade média dos pais com EM era de 27 anos (variação: 15-54) e de 26 anos (variação: 13-60) para os pais de referência. Os pais com EM e os pais de referência tinham níveis de escolaridade semelhantes num teste de tendência de Cochran-Armitage (p=0,54).

Nota obtida no ensino básico

A descendência da EM alcançou uma média de notas (GPA) estatisticamente significativa mais elevada na classe 9th do ensino básico do que as crianças de referência (Tabela 3). Num modelo linear geral (GLM) não ajustado, a descendência com EM obteve 6,55 GPA (IC 95% 6,29-6,80) e a coorte de referência 5,98 GPA (IC 95% 5,89-6,06).

Esta diferença foi observada em ambos os sexos: As mulheres descendentes de esclerose múltipla versus mulheres de referência apresentaram uma diferença de classificação de 0,52 (IC 95% 0,16-0,88; p=0,005) e os homens apresentaram uma diferença de 0,61 (IC 95% 0,25-0,97; p=0,0008). Ajustámos o GLM para as duas covariáveis da idade dos pais no parto e do nível de escolaridade dos pais, e o GPA médio continuou a ser significativamente mais elevado na coorte de descendentes com EM do que na coorte de referência (estimativa 0,46; erro padrão (SE) 0,12; IC 95% 0,22-0,69; p=0,0002). O sexo do progenitor com EM não teve influência significativa na GPA da descendência com EM (χ^2 =0,75; df=1; p=0,39).

Quadro 3: Grau atingido no ensino básico, probabilidade de nível de ensino superior ao ensino básico e probabilidade de educação relacionada com a saúde, comparando filhos de pais com EM com filhos de referência de pais sem EM (citado do Artigo I\Quadro 4)

Grade achieved in basic school[a]								
	N	**Mean**		**SD**			**95% CI**	***p* value**
Reference cohort	2372	5.98		2.12			5.89–6.06	
MS offspring	300	6.55		2.26			6.29–6.80	
Difference		0.57		2.14			0.31–0.83	0.0001
	Unadjusted GLM				**Adjusted GLM**[b]			
	Estimate[c]	**SE**	**95% CI**	***p* value**	**Estimate**[c]	**SE**	**95% CI**	***p* value**[b]
Reference cohort	0.00				0.00			
MS offspring	0.57	0.13	0.31–0.83	0.0001	0.46	0.12	0.22–0.69	0.0002

Age at attainment of highest educational level aged 15–58 in 2013	
Reference cohort, median (range)	22 (13–56)
MS offspring, median (range)	22 (13–55)

Probability of education above basic school for cohorts aged 15–58 years in 2013						
	Unadjusted OR[d]	**95% CI**	***p* value**	**Adjusted OR**[d]	**95% CI**	***p* value**[b]
Reference cohort	1.00			1.00		
MS offspring	1.03	0.93–1.15	0.58	1.04	0.98–1.10	0.20

Health-related education attained for cohorts aged 21–58 years in 2013						
	Unadjusted OR[d]	**95% CI**	***p* value**	**Adjusted OR**[d]	**95% CI**	***p* value**[b]
Reference cohort	1.00			1.00		
MS offspring	1.21	1.00–1.45	0.05	1.10	1.00–1.21	0.06

CI intervalo de confiança, GLM modelo linear geral, MS esclerose múltipla, OR rácio de probabilidades, SD desvio padrão, SE erro padrão.

[a] Teste t independente de duas amostras não ajustado

[b] Ajustado pela idade dos pais aquando do parto e pelo nível de escolaridade dos pais

c ***Estimativa denota a diferença entre as coortes*[ʻ] *média*** *das notas poina* ***avcrase no 9***[th] *turma do ensino básico*[d] *Regra logística.*

Probabilidade de educação acima do nível do ensino básico

A descendência com EM atingiu níveis de escolaridade semelhantes aos das crianças de referência (Tabela 3). Este facto verificou-se numa regressão logística não ajustada, em que 77,4% da descendência com EM e 76,8% das crianças de referência (OR 1,03; IC 95% 0,93-1,15; p=0,58) atingiram uma escolaridade superior ao ensino básico. A diferença manteve-se não significativa quando ajustada para as duas covariáveis parentais (OR 1,04; IC 95% 0,98-1,10; p=0,20). Também analisámos o resultado dicotomizado num teste de sensibilidade que incluiu crianças das duas coortes entre os 30 e os 58 anos em 2013 e que confirmou o resultado principal de não haver diferença significativa na probabilidade de atingir um nível de escolaridade acima do ensino básico (OR 1,00; IC 95% 0,94-1,06; *p=099)*. Ao dividir os níveis de escolaridade em quatro categorias, um teste de tendência também não mostrou diferença (p=0,42). A mesma diferença não significativa foi encontrada quando testámos um possível efeito do ano civil, em que ajustámos para o ano de nascimento da coorte e as duas covariáveis parentais (OR 1,01; IC 95% 0,95-1,07; p=0,73).

Ao analisar as coortes no subgrupo GPA de 300 descendentes de EM e 2.372 pessoas de referência, também não houve diferença significativa entre eles (OR 0,98; IC 95% 0,87-1,11; p=0,78). O sexo do progenitor com EM não teve influência significativa no nível de escolaridade da descendência com EM (χ^2 =0,08; df=1; p=0,78).

Probabilidade de formação no domínio da saúde

A descendência com EM teve uma tendência para obter educação na área da saúde de 4,8% (135/2.695) em comparação com 4,0% (897/21.623) das pessoas de referência (OR 1,21; IC 95% 1,00-1,45; p=0,05) (Tabela 3). Esta tendência manteve-se quando ajustámos para as duas covariáveis parentais de idade dos pais no parto e nível de escolaridade dos pais (OR 1,10; IC 95% 1,00-1,21; p=0,06). A diferença foi originada apenas pelas 8,7% (119/1.248) mulheres da prole com EM em comparação com as 7,0% (759/10.130) mulheres de referência que obtiveram educação na área da saúde (χ^2 5,50; df=1;p=0,02). Não se verificou diferença significativa quando comparados os 1,1% (16/1 447) homens filhos de portadores de EM e os 1,2% (138/11 493) homens de referência que possuíam formação na área da saúde ($\chi^{2=}$ =0,10; df=1; p=0,76). O sexo do progenitor com EM não influenciou de forma significativa a probabilidade de os descendentes com EM obterem formações na área da saúde (χ^2 =0,14; df=1; p=0,71).

Article II: Emprego, pensão de invalidez e rendimento das crianças com esclerose múltipla dos pais

No segundo estudo baseado em registos, comparámos a descendência com EM com a coorte de referência emparelhada relativamente aos resultados de emprego ou pensão de invalidez aos 30, 40 ou 50 anos e relativamente ao rendimento num intervalo de cinco anos entre os 45 e os 49 anos. As caraterísticas de base das crianças incluídas em cada análise estão detalhadas na Figura 1 e na Tabela 1 (Apêndices\Artigo II).

Relativamente às covariáveis parentais, a idade média dos pais com EM era de 28 anos (intervalo: 15-54) e de 26 anos (intervalo: 14-60) para os pais de referência. Os pais com EM e os pais de referência tinham níveis de escolaridade semelhantes num teste de tendência de Cochran-Armitage (p=0,15).

Relativamente ao nível de escolaridade mais elevado das crianças, num teste de tendência, os níveis foram semelhantes (p=0,44) (Anexos\Artigo II\Tabela 2).

Situação profissional

Aos 30 anos, 85,0% dos descendentes de EM estavam empregados contra 87,2% dos filhos de referência (Tabela 4). Este facto foi estatisticamente significativo tanto na regressão logística não ajustada como quando ajustada para as covariáveis parentais (OR 0,89; IC 95% 0,84-0,95; p=0,0003). Não se registaram diferenças entre os sexos. Aos 40 e 50 anos de idade, a situação profissional era semelhante nas duas coortes.

Quadro 4: Resultados relativos ao emprego e à pensão de invalidez comparando os filhos de um progenitor com esclerose múltipla com os filhos de referência de pais sem esclerose múltipla aos 30, 40 e 50 anos de idade (citado do artigo II\quadro 3)

	Unadjusted OR	95% CI	*p* value	Adjusted OR[a]	95% CI	*p* value[a]
Employment						
Age 30	0.83	0.74–0.94	0.003	0.89	0.84–0.95	0.0003
Age 40	1.05	0.90–1.23	0.55	0.99	0.92–1.08	0.87
Age 50	0.88	0.70–1.11	0.27	0.90	0.80–1.02	0.11
Disability pension						
Age 30	1.64	1.27–2.12	0.0001	1.31	1.15–1.50	<0.0001
Age 40	1.34	1.06–1.69	0.01	1.20	1.06–1.35	0.005
Age 50	1.15	0.85–1.56	0.37	1.13	0.97–1.33	0.13

IC intervalo de confiança, EM esclerose múltipla, OR rácio de probabilidade.
[a] Regressão logística ajustada à idade dos pais aquando do parto e ao nível de escolaridade dos pais.

Pensão de invalidez

Um número significativamente maior de descendentes com EM recebeu pensão por invalidez aos 30 anos (OR 1,31; IC 95% 1,15-1,50; p<0,0001) e aos 40 anos (OR 1,20; IC 95% 1,06-1,35; p=0,005) em comparação com a coorte de referência (Tabela 4). Aos 50 anos, não houve diferença entre as duas coortes (OR 1,13; IC 95% 0,97-1,33, p=0,13). Aos 30 anos, tanto os filhos de homens como de mulheres com esclerose múltipla recebiam mais frequentemente uma pensão de invalidez do que as crianças de referência. Aos 40 anos, a diferença foi originada pelas mulheres descendentes de esclerose múltipla, uma vez que estas receberam mais frequentemente uma pensão de invalidez do que as mulheres de referência (OR 1,28; IC 95% 1,081,51; p=0,006). Relativamente aos homens, não se verificou uma diferença significativa entre os descendentes de EM e os homens de referência (OR 1,12; IC 95% 0,95-1,33; p=0,20).

A idade da descendência aquando do diagnóstico de EM do progenitor não teve influência na pensão de invalidez da descendência com EM (OR 1,08; IC 95% 0,83-1,40; p=0,57). O sexo do progenitor com EM também não teve influência (OR 1,06; IC 95% 0,83-1,36; p=0,64).

Rendimento pessoal anual

O número de descendentes de EM com um rendimento anual superior a 250 000 DKK (~ 33

650 EUR) em rendimento pessoal bruto foi menor (Tabela 5). A diferença foi estatisticamente significativa, uma vez que 51,9% dos descendentes de EM, em comparação com 55,6% da coorte de referência, obtiveram rendimentos superiores a 250 000 DKK (OR 0,91; IC 95% 0,84-0,99; p=0,04). Não se registaram diferenças entre os sexos.

No entanto, quando analisámos o rendimento médio anual, não se verificou uma diferença estatisticamente significativa entre as duas coortes num GLM ajustado (diferença estimada -11.164 DKK; uma redução de 3,8% para a descendência com EM; 95% CI -28.137+5.808; p=0,20).

Relativamente à descendência com EM, a idade da descendência aquando do diagnóstico de EM do progenitor não teve influência na probabilidade de a descendência com EM ter um rendimento superior a 250 000 DKK (OR 0,96; IC 95% 0,81-1,15; p=0,67). O sexo do progenitor com EM também não teve influência (OR 0,95; IC 95% 0,80-1,13; p=0,54).

Quadro 5: Resultados relativos ao rendimento anual bruto pessoal corrigido pela inflação, comparando os filhos de um *progenitor com esclerose múltipla com os filhos de referência de pais sem esclerose múltipla no intervalo etário 45-49 anos (citado do artigo II\quadro 4)*

Income in DKK annually								
	Mean[a]	**SE**	**95% CI**		**p value**			
Reference cohort	300434	2814.2	294917–305951					
MS offspring	289127	6970.1	275439–302815					
Difference	-11307	8325.6	-27627–+5015		0.17			
Probability of attaining above 250000 DKK ~ 33650 EUR annually in personal gross income[b]								
	Unadjusted OR		**95% CI**	**p value**	**Adjusted OR**[c]		**95% CI**	**p value**[c]
Reference cohort	1.00				1.00			
MS offspring	0.86		0.73–1.01	0.07	0.91		0.84–0.99	0.04
Income difference								
	Unadjusted general linear model					**Adjusted**[c] **general linear model**		
	Estimate[d]	**SE**	**95% CI**	**p value**	**Estimate**[d]	**SE**	**95% CI**	**p value**[c]
Reference cohort	0.00				0.00			
MS offspring	-11307	8325.6	-27627–+5015	0.17	-11164	8657.6	-28137–+5808	0.20

CI intervalo de confiança, DKK coroa dinamarquesa, EUR euro, MS esclerose múltipla, OR odds ratio, SE erro padrão.

[a] *Teste t independente de duas amostras.*

[b] *Regressão logística.*

[c] *Ajustado pela idade dos pais aquando do parto e pelo nível de escolaridade dos pais.*

[d] ***A estimativa representa a diferença entre o rendimento anual bruto pessoal médio das coortes em DKK.***

Article III: Procurar o equilíbrio entre a prestação de cuidados e a contenção. Experiências de jovens adultos com esclerose múltipla dos pais

No estudo por entrevista, explorámos e descrevemos a forma como os jovens adultos, entre os 18 e os 25 anos, viveram a experiência de crescer com um progenitor com EM e a influência contínua da EM parental no seu quotidiano. As caraterísticas de base dos 14 participantes incluídos estão detalhadas na Tabela 1 (Apêndices\Artigo III).

Essência do fenómeno

Descobrimos que a essência do fenómeno de ter um progenitor com EM é 'Lutar pelo equilíbrio entre os cuidados e a contenção'. A essência emergiu de dois temas essenciais: "Cuidar" e "Restrição", que são aspectos igualmente importantes do crescimento com EM parental. Quando o cuidado e a contenção foram sintetizados na essência do fenómeno, descobrimos que os jovens adultos tinham experiências de esforço para alcançar um equilíbrio entre cuidar do seu progenitor com EM e mostrar contenção nas suas relações próximas com os pais com e sem EM, amigos e parceiros. Cada um dos temas essenciais incluía quatro subtemas baseados nas experiências dos participantes com um progenitor com EM (Figura 2).

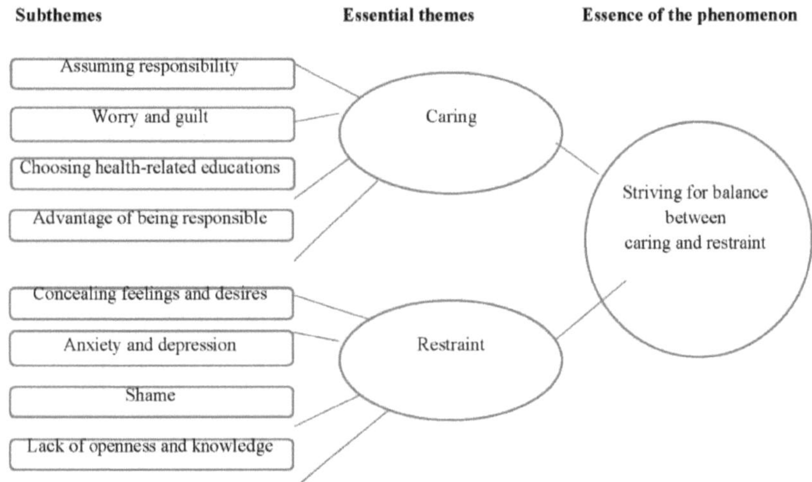

Figura 2: Síntese dos subtemas, temas essenciais e essência do fenómeno (citado do artigo III\Figura 1)

Os temas são apresentados em pormenor, com exemplos de frases dos participantes citadas no artigo III para iluminar cada tema.

Tema essencial: Cuidar

O tema "Cuidar" diz respeito às acções e emoções dos participantes em relação à prestação de cuidados. Este tema inclui quatro subtemas: Assumir responsabilidades; preocupação e culpa; escolha de formações na área da saúde; vantagem de ser responsável. Cuidar e tomar conta foi uma forma de os participantes gerirem as suas respostas afectivas à tristeza, às incapacidades físicas e cognitivas ou ao cansaço dos pais.

Muitas vezes assumi o controlo se via que era demasiado para ela. Se era demasiado cansativo fazer o jantar, eu assumia o controlo e fazia o jantar (citado no artigo III).

Assumir responsabilidades

Todos os participantes tinham ajudado nas tarefas domésticas, e alguns tinham também ajudado nas tarefas relacionadas com a quinta, jardinagem, animais de estimação, tarefas administrativas ou a lidar com as autoridades. A maioria dos participantes não considerou a ajuda que prestaram como um fardo. Alguns participantes tinham uma carga de trabalho muito pesada em casa, mas gradualmente assumiram uma maior responsabilidade por eles e, assim, as tarefas foram lentamente incorporadas. Só na idade adulta jovem e na maturidade crescente é que as tarefas se tornaram visíveis após reflexão.

> Não se tratava de uma verdadeira escolha entre ajudar ou não. Senti-a como um impulso interior para ajudar. Tinha de a ajudar de alguma forma, em vez de ser apenas passivo (citado no Artigo III).

Preocupação e culpa

Os participantes sentiram frequentemente uma sensação geral de preocupação relacionada com o progenitor com EM, por exemplo, se ele caiu, se está exausto ou se tomou o medicamento?

> Estava sempre a pensar nisso. Oh, não, será que ela está morta em casa, será que caiu e se magoou, será que ficou paralítica? (citado do Artigo III)

Estas preocupações consumiam muito tempo e energia. Devido ao elevado sentido de responsabilidade dos participantes, a maior parte deles sentia-se ocasionalmente culpada por não ajudar mais os pais. Alguns deles tinham relutância em sair da casa de infância ou ir para outra cidade distante porque sentiam culpa por deixar o progenitor com EM.

Escolher formações no domínio da saúde

Metade dos participantes estava inscrita num curso relacionado com a saúde, em enfermagem, fisioterapia, psicologia, medicina ou saúde pública, e atribuíram a sua escolha educativa, na sua maioria, à EM dos pais.

> Penso que o maior impacto [do facto de ter crescido com a EM dos pais] foi em relação à educação. Fui muitas vezes com ele ao hospital e vivi a situação na perspetiva do utente e pensei que seria interessante estudar fisioterapia. Vi o sistema de saúde de muitos ângulos e acho que isso influenciou a minha escolha de educação (citado no Artigo III).

Vantagem de ser responsável

Alguns dos participantes encontraram vantagens em adquirir a caraterística de ser responsável, uma vez que os ajudava a organizar a sua vida educativa e privada. Os seus colegas e amigos podiam contar com o participante responsável para saber, por exemplo, quando tinham de fazer os trabalhos de casa, ficar sóbrio nas festas para poder conduzir ou ser responsável pelo pagamento da renda colectiva dos colegas de quarto. Uma das participantes ficou com a responsabilidade total de uma pequena loja de recordações, onde trabalhava nos tempos livres ou nas férias. A outra participante foi atribuída a responsabilidade de vários membros do pessoal porque geria bem as operações administrativas e os recursos humanos.

> Desde que me lembro, sempre fui muito estruturada. Gosto de estar em cima dos meus compromissos e tarefas e de os escrever na minha agenda. Gosto de saber o que vou fazer no próximo ano e o que está para vir. Mas a minha mãe é igual e com um familiar com doença crónica é preciso planear muito e ser estruturado. As coisas giram à volta do meu pai porque ele precisa de viver com uma rotina estruturada (citado no Artigo III).

Tema essencial: Contenção

O tema "Contenção" diz respeito às dificuldades dos participantes em expressar os seus sentimentos para proteger os pais de saberem da tristeza, da falta de conhecimento ou dos problemas dos filhos. Este tema inclui quatro subtemas: Esconder sentimentos e desejos; ansiedade e depressão; vergonha; falta de abertura e conhecimento. Os participantes também demonstraram contenção para evitar sobrecarregar o progenitor com EM, e a maioria dos participantes manteve este padrão de contenção para com o progenitor sem EM, amigos e parceiros.

> Uma das razões pelas quais eu não queria sobrecarregar os meus pais com os meus próprios problemas era o facto de [a esclerose múltipla da mãe] também afetar o meu pai. Ele trabalhava a tempo inteiro e tinha de se certificar de que nós íamos à escola e também tinha de nos levar a visitar ao hospital quando ela estava internada. Nesses períodos, ele ficava bastante cansado e ela também. De facto, muitas vezes teve de a ajudar a tomar banho, a vestir-se e a fazer as tarefas domésticas e, depois, não quer aumentar a carga de trabalho dele com as suas próprias perguntas ou preocupações (citado no artigo III).

Esconder sentimentos e desejos

Os participantes ocultaram os seus sentimentos de tristeza ou de raiva ou guardaram os seus desejos ou problemas dentro de si para proteger os pais de serem magoados ou sobrecarregados.

> Tive de me adaptar em muitas situações. Aprendi que, nalguns casos, não podia conseguir o que queria. Senti que tinha de ser otimista e mostrar uma atitude positiva e feliz para que

> os meus pais não precisassem de se preocupar comigo também (citado no artigo III).

De acordo com muitos participantes, estavam tão habituados a cuidar do seu progenitor com EM que, por vezes, isso se tornava negativo, porque muitas vezes tinham dificuldade em expressar os seus desejos e insistir em segui-los. Muitas vezes, gostariam de se afirmar melhor porque, na maioria das vezes, sentiam que era mais fácil ceder aos desejos dos amigos e parceiros.

> Em vez de dizer o que penso, deixo-os [amigos e parceiros] decidir, porque assim não ficam chateados se eu tomar uma decisão diferente. Acho que estou tão habituada a cuidar da minha mãe que isso já faz parte de mim: Tenho sempre em conta os sentimentos dos outros (citado no artigo III).

Ansiedade e depressão

Dois dos participantes tinham sofrido de ansiedade e dois tinham sofrido de ansiedade e depressão durante os seus anos de escolaridade básica; todos os quatro recuperaram totalmente após consultas com um psicólogo.

> Fechava-me quando estava triste com alguma coisa. Depois não lhe contava porque tinha medo de a chatear. Ela já estava pior e eu não devia sobrecarregá-la com mais coisas para ela ter de controlar. Ela não precisava de saber que eu estava triste (citado no Artigo III).

Vergonha

Alguns dos participantes sentiram vergonha causada por deficiências físicas visíveis, por exemplo, se o progenitor tivesse um andar lento e instável ou utilizasse uma cadeira de rodas. A vergonha também foi sentida se o progenitor tivesse deficiências cognitivas que o levassem a ultrapassar as normas sociais sobre o que e como se diz algo a outras pessoas.

> É embaraçoso e é difícil. Acho que é difícil de engolir. Uma coisa é dizer, 'OK, é a doença', e compreender isso, mas parece tão surreal quando se está no momento, porque é *uma* violação tão completa das maneiras habituais (citado no Artigo III).

Falta de abertura e de conhecimento

Todos os participantes gostariam que houvesse mais informação sobre a EM direcionada para o seu grupo etário, que fossem mais incluídos nas consultas hospitalares com neurologistas, enfermeiros e outros profissionais de saúde e que a sociedade em geral tivesse mais conhecimento sobre a EM e os seus sintomas. A maioria deles também desejava uma maior abertura no seio da sua própria família sobre a EM e a sua influência no progenitor com EM e no resto da família. De facto, alguns dos pais com EM só tinham falado inicialmente da doença aos filhos, mas depois desencorajavam-nos de falar sobre ela, o que constituía um grande fator de stress para as crianças.

> O aspeto mais difícil da esclerose do meu pai foi o facto de ele estar em negação. E isso continuou durante muitos anos, pelo que era impossível fazer parte do processo. Especialmente quando se é uma criança pequena e não se sabe nada sobre a doença, criam-se todo o tipo de fantasias sobre como ele está e o que vai acontecer. E como ele estava em negação e não falava sobre o assunto, não podíamos fazer perguntas e ver as nossas fantasias confirmadas ou rejeitadas. Era o pior de tudo (citado no Artigo III).

CAPÍTULO 5

Discussão

O objetivo geral desta dissertação de doutoramento foi investigar se a EM parental tem influência nos filhos em diferentes fases do seu percurso de vida. Esta questão foi investigada nos Estudos I-III, cada um com objectivos específicos, utilizando quer um método baseado em registos quer um método de entrevista.

Nos artigos I-III (apêndices), discutimos os resultados específicos de cada artigo. Neste capítulo da dissertação, os resultados dos três artigos serão discutidos em relação uns com os outros e com a literatura, de modo a obter conhecimentos não disponíveis num único estudo.

Influência benéfica e neutra da EM parental

Encontrámos uma influência benéfica e neutra da EM parental em alguns dos resultados. Estes resultados serão desenvolvidos mais adiante.

Média de notas mais elevada no ensino básico

A EM parental está associada de forma benéfica à GPA no ensino básico, uma vez que a descendência com EM obteve notas estatisticamente significativas mais elevadas. Poderão existir várias explicações para as notas mais elevadas. Uma delas é o facto de as crianças serem encorajadas pelo progenitor com EM a terem um bom desempenho escolar e serem ajudadas pelos membros da família nos trabalhos de casa.[45] A outra é o facto de as crianças se terem apercebido de que tinham de obter uma boa educação para escapar à pesada carga de cuidados em casa.[65] Uma explicação adicional pode ser o facto de os filhos serem muito responsáveis e carinhosos e não quererem sobrecarregá-los ou desiludi-los, pelo que tiveram o desempenho esperado pelos pais, tal como demonstrado no estudo da entrevista.

Até à data, apenas um estudo investigou as notas das crianças com doença crónica parental, tendo sido observadas notas inferiores estatisticamente significativas em comparação com as crianças do grupo de controlo.[35] Havia várias diferenças metodológicas entre este estudo holandês e o nosso, o que pode explicar os resultados divergentes relativamente às notas. Estas diferenças são apresentadas de seguida.

Em primeiro lugar, o estudo neerlandês aplicou questionários em vez de dados baseados em registos nacionais. Há várias limitações nos questionários em geral, por exemplo, a taxa de resposta e o enviesamento de memória. Os nossos estudos baseados em registos não sofrem estas duas limitações porque os nossos dados são comunicados numa base obrigatória de uma instituição para outra. Além disso, a validade do nosso estudo é elevada porque utilizámos dados de toda a população a nível nacional.

Em segundo lugar, as crianças incluídas no estudo holandês tinham pais com várias doenças crónicas e apenas alguns dos pais tinham EM, enquanto nós nos concentrámos na EM dos pais. Os diferentes sintomas de outras doenças crónicas dos pais podem influenciar a descendência de forma diferente dos sintomas da EM.

Em terceiro lugar, os seus filhos tinham entre 10 e 20 anos de idade, pelo que os seus filhos tinham 11 anos, enquanto os nossos tinham cerca de 15 anos. Isto torna a sua faixa etária ampla e heterogénea e, por conseguinte, mais difícil de comparar. Em contrapartida, a faixa etária do nosso estudo é estreita e mais homogénea, pelo que tem um maior poder estatístico.

Em quarto lugar, as notas auto-declaradas das crianças holandesas abrangeram diferentes níveis de ensino e de educação. Em contraste, calculámos a média de notas dos filhos de EM exclusivamente com base nos seus exames finais na classe 9th do ensino básico. Aplicam-se as mesmas limitações e pontos fortes que no ponto anterior relativamente à idade.

Em quinto lugar, os investigadores holandeses compararam 161 adolescentes de pais com doenças crónicas com 112 adolescentes de pais "saudáveis", ao passo que nós comparámos 300 descendentes de EM com 2372 crianças de referência. Este facto confere ao nosso estudo um elevado poder, uma vez que comparámos cada filho da esclerose múltipla com oito crianças de referência, emparelhadas por sexo e ano de nascimento.

Cuidadoso, tanto a nível pessoal como profissional

Os participantes na entrevista eram todos solidários, tanto no sentido de uma emoção ou caraterística 'preocupar-se com' como no sentido de uma ação 'cuidar de'.[93] A caraterística benéfica de 'ser carinhoso' tornou os participantes sensíveis às necessidades e ao bem-estar dos outros à sua volta, tais como amigos, família, parceiros, colegas de turma, colegas e até mesmo estranhos. Os participantes apercebiam-se frequentemente de que os outros à sua volta estavam tristes e utilizavam esta capacidade, tanto em privado como no trabalho, para ajudar familiares, amigos ou colegas.

Verificou-se também que a caraterística de prestação de cuidados tem uma influência a nível profissional, uma vez que as mulheres descendentes de portadores de EM tinham tendência para frequentar cursos relacionados com a saúde no Estudo I, e metade dos nossos participantes na entrevista estavam inscritos em cursos relacionados com a saúde no Estudo III. Os nossos resultados confirmam dois estudos anteriores de entrevistas com ex-jovens cuidadores de familiares com várias doenças crónicas, incluindo alguns com EM, em que quase metade dos participantes tinha escolhido trabalhar numa profissão de cuidados.[45,65] Os participantes da nossa entrevista expressaram uma curiosidade geral em relação à biologia, à epidemiologia e à etiologia complexa da doença. Alguns participantes desejavam realizar investigação sobre a EM ou cuidar profissionalmente de pessoas com EM. Os que optaram por formações na área da saúde atribuíram este facto à EM dos pais.

Vantagem de ser responsável

Alguns dos participantes entrevistados viram vantagens em assumir responsabilidades, uma vez que os outros dependiam frequentemente deles. A maioria dos participantes era estruturada e gostava de planear e controlar as tarefas. Este facto proporcionou-lhes uma boa visão geral das suas obrigações e criou oportunidades na sua vida profissional, por exemplo, maior responsabilidade profissional do que a sua idade cronológica justificava, supervisão de vários membros do pessoal e obrigações administrativas. Alguns estudos encontraram vantagens semelhantes em ser responsável,[45,54] mas outros estudos consideraram que as responsabilidades relacionadas com a prestação de cuidados a um progenitor com doença crónica são exaustivas e stressantes.[43,44,54,94]

Níveis semelhantes de habilitações académicas mais elevadas

Os pais com EM, comparados com os pais de referência, bem como os filhos com EM, comparados com os filhos de referência, apresentavam todos níveis semelhantes de escolaridade mais elevada, tal como demonstrado no Estudo I. Este resultado não foi anteriormente investigado, pelo que as nossas conclusões de que tanto os pais com EM como os filhos com EM atingem níveis de escolaridade semelhantes aos das coortes de referência são originais.

Mesmo quando limitamos uma análise aos descendentes de EM que tinham um GPA registado e os comparamos com a coorte de referência com um GPA registado, as duas coortes atingiram níveis educacionais semelhantes (Apêndices\Artigo I). Uma possível explicação poderá ser o facto de muitas das crianças com um GPA mais elevado serem ainda demasiado jovens para terem atingido o seu nível de educação mais elevado no seguimento em 2013, uma vez que o seu ano mediano de nascimento foi 1990. A sua tenra idade pode, assim, explicar em parte o facto de termos encontrado níveis de educação semelhantes. Ou talvez o facto de os descendentes de EM terem uma GPA mais elevada não se mantenha e não se reflicta em níveis de educação mais elevados estatisticamente significativos.

Rendimento médio semelhante

De acordo com os nossos resultados no Estudo II, a descendência com EM atinge um rendimento médio semelhante ao das crianças de referência quando o rendimento é analisado como uma variável contínua. Este resultado não foi investigado anteriormente e a comparação do rendimento é, portanto, original. De um modo geral, o rendimento está associado à situação profissional, que será analisada na secção seguinte.

Resultados contraditórios em matéria de educação e de emprego?

Alguns dos resultados relativos à educação e ao emprego parecem contraditórios, uma vez que os descendentes de esclerose múltipla obtêm melhores notas no ensino básico, mas têm menos emprego aos 30 anos e recebem mais frequentemente uma pensão de invalidez aos 30 e 40 anos. Em consonância com a menor taxa de emprego, os descendentes de EM têm uma menor probabilidade de atingir um rendimento superior a 250 000 coroas dinamarquesas por ano, embora o seu rendimento médio seja semelhante. Assim, no que respeita à educação, os descendentes de EM atingem níveis de escolaridade semelhantes e melhores notas do que as crianças de referência, mas no que respeita ao emprego, os descendentes de EM têm piores resultados aos 30 e 40 anos. Não existe uma explicação única para a associação adversa entre a EM dos pais e a situação profissional dos filhos com EM. Em vez disso, são apresentadas a seguir quatro explicações que devem ser consideradas como peças contributivas do puzzle.

Papel do prestador de cuidados

Uma possível explicação para a aparente contradição nos resultados baseados nos dados de registo é fornecida pelo estudo da entrevista: Os jovens adultos eram carinhosos e cuidavam do progenitor com EM, ao mesmo tempo que demonstravam contenção, escondendo sentimentos e desejos que consideravam pesados para os pais. Muitos dos jovens adultos mantiveram este padrão de cuidado e contenção para com o progenitor sem EM, amigos e parceiros. Este padrão de cuidados e contenção pode explicar a origem das notas mais altas no ensino básico, porque as crianças optaram por ficar mais tempo em casa com o progenitor com EM para cuidar dele e depois utilizaram esse tempo extra em casa para estudar diligentemente, o que pode ser visto como outra forma de assumir responsabilidades e como uma vantagem de ser responsável. No entanto, os filhos com EM dos estudos baseados em registos eram principalmente adultos, pelo que os seus pais com EM eram mais velhos e os sintomas de EM tinham provavelmente piorado, necessitando assim de mais assistência física, cognitiva e emocional.[95]

No artigo III, verificámos que alguns dos jovens adultos já tinham tido experiências de tarefas domésticas e de ajuda nas AVD durante a sua infância com os pais com EM, porque alguns dos pais já tinham deficiências consideráveis quando a criança era pequena ou tinham deficiências que se agravavam rapidamente durante a infância da criança. Se as crianças já realizavam tarefas domésticas, jardinagem, cuidavam dos irmãos e prestavam apoio cognitivo e emocional e ajuda geral ao progenitor com EM durante a infância, este papel de cuidador pode tornar-se ainda mais moroso à medida que o progenitor envelhece e os sintomas da doença crónica se agravam.[96]

Procurar o equilíbrio entre a prestação de cuidados e as necessidades pessoais

A essência do fenómeno de ter um progenitor com EM é a procura de um equilíbrio entre cuidar do progenitor com EM e mostrar contenção, uma vez que os participantes na entrevista ocultaram frequentemente os seus próprios desejos e vontades se os considerassem angustiantes ou opostos aos de outras pessoas. Esta constatação foi confirmada num outro estudo que incidiu sobre adolescentes com EM parental.[94]

Os participantes gostavam dos seus pais e, quando um dos pais tem uma doença crónica e precisa de ajuda (por exemplo, assistência física ou emocional, realização de tarefas domésticas e tarefas administrativas), os participantes desenvolveram um elevado sentido de responsabilidade e capacidade de ajuda, ou seja, de cuidado.[93] Quando nos preocupamos com outra pessoa, envolvemo-nos também na sua vida e isso dá-lhe significado e faz-nos sentir ligados a ela.[93] Esta atitude de cuidar foi também encontrada em estudos anteriores (Anexos\Tabela 1).

Quando eram crianças ou adolescentes, muitos participantes tinham grande dificuldade em não ajudar os pais, quer diretamente com uma tarefa, quer indiretamente, escondendo sentimentos ou desejos que consideravam pesados. Com o aumento da maturidade, surgiu a capacidade de refletir e tomar uma decisão consciente, mas continuou a ser difícil para os participantes decidirem não ajudar ou apoiar os pais, mesmo em tarefas pequenas e mundanas. Estes conflitos internos entre ajudar e não ajudar podem levar a sentimentos de culpa, o que também foi encontrado noutros estudos.[43,44,54] É importante compreender que a multiplicidade de necessidades do progenitor com EM é muitas vezes impossível ou muito difícil de não ser atendida pelos filhos. É provável que este conflito entre cuidar de um progenitor e cuidar das suas próprias necessidades aumente à medida que as necessidades do progenitor aumentam e que os filhos adultos adquirem as obrigações adicionais da vida adulta.

O resultado da entrevista sobre a prestação de cuidados e a contenção pode, assim, explicar em parte o resultado do registo sobre a menor taxa de emprego aos 30 anos e o facto de mais filhos com EM receberem pensão de invalidez aos 30 e 40 anos. O progenitor com EM é cerca de 27 anos mais velho do que os filhos com EM, pelo que, quando os filhos com EM têm 30 ou 40 anos, o progenitor com EM pode necessitar de uma quantidade substancial de cuidados e apoio por parte dos filhos. O aumento da necessidade de cuidados por parte dos pais nos anos mais avançados pode representar um fardo mais pesado para os filhos adultos. Uma vez que já estavam habituados a assumir responsabilidades durante a infância, podem continuar a prestar cuidados na idade adulta. Os filhos com esclerose múltipla podem ter simultaneamente os seus próprios filhos, companheiro(a) e outras obrigações que podem levar à associação adversa da esclerose múltipla parental com o emprego e a pensão de invalidez.

Agravamento da deficiência de EM nos últimos anos de vida dos pais

A descendência mais velha com EM nos estudos baseados em registos (a maioria nasceu entre 1955-1983) tem pais com EM que não puderam receber ou que receberam tratamentos modificadores da doença (DMT) para a sua EM muito tardiamente, porque o primeiro DMT estava disponível na Dinamarca em 1996 (interferão-P).[97] O agravamento da incapacidade da EM ocorre mais cedo nos doentes com EM não tratados.[98] Com base nestas circunstâncias, é provável que as incapacidades de EM dos pais fossem cada vez mais graves, intensificando assim a sua necessidade de ajuda à medida que envelheciam.[99] Estas circunstâncias contribuem para explicar a associação adversa entre a EM dos pais e o emprego e a pensão de invalidez dos descendentes com EM.

Perturbação emocional

Outra explicação para os resultados aparentemente contraditórios é o sofrimento emocional. No estudo por entrevista, dois participantes tinham sofrido de ansiedade durante os seus anos de escolaridade básica e dois tinham sofrido simultaneamente de ansiedade e depressão. Estes resultados de ansiedade e depressão confirmam estudos anteriores.[43,48,52,94] Num outro estudo, alguns dos participantes adultos expressaram a necessidade de anos de aconselhamento e várias necessidades psicológicas e emocionais causadas pela prestação de cuidados quando eram crianças.[65]

Os participantes nas nossas entrevistas preocupavam-se frequentemente com o seu progenitor com EM, o que podia ser infrutífero e consumir muito tempo. Os participantes mostraram-se preocupados com situações adversas hipotéticas, por exemplo, preocuparem-se durante o verão com a possibilidade de o pai ou a mãe caírem meio ano depois, no inverno, devido à neve e ao gelo. Preocupações constantes deste tipo ocupariam os pensamentos e a energia de alguns participantes, perturbando a sua concentração e diminuindo o seu tempo e energia para outras actividades. Este facto também foi referido noutros estudos.[54,65,94]

Todas as explicações acima mencionadas contribuem para uma melhor compreensão da complexidade dos nossos estudos baseados em registos. Os resultados do nosso estudo por entrevista e a literatura podem complementar a explicação de como a EM parental pode ser benéfica em termos de GPA, mas ter efeitos adversos nas realizações relacionadas com o emprego.

Considerações metodológicas - revisitadas

Limitações

Embora o estatuto profissional e o rendimento dos pais possam ter impacto nas crianças, não nos foi possível ajustar estas duas covariáveis. Até ao início da EM, as pessoas a quem é diagnosticada mais tarde a EM atingem os mesmos níveis de educação (Apêndices\Artigo I\Tabela 3) e situação profissional que a população de base.[29] Quaisquer diferenças ocorrem, portanto, após o início da EM. Além disso, os registos dinamarqueses relativos ao emprego e ao rendimento foram criados em 1981. Uma vez que o ano mediano de nascimento dos pais com EM foi 1942, não nos foi possível aceder a esta informação para muitos dos pais.
Não foi possível ajustar as análises estatísticas para as caraterísticas clínicas da EM dos pais (por exemplo, curso da EM, gravidade da doença ou recidiva), uma vez que esta informação não estava disponível para anos específicos. Estudos anteriores apresentam resultados divergentes relativamente à associação entre a incapacidade parental, o agravamento da EM, o coping e a depressão, e o ajustamento das crianças. Um estudo encontrou associação com todos os quatro;[100] outro estudo apenas encontrou associação com o coping e a depressão dos pais, mas não com a incapacidade ou o agravamento da EM;[52] e ainda outro estudo não encontrou associação com a gravidade da incapacidade, depressão ou coping dos pais.[51]

No estudo por entrevista, participaram 12 mulheres e 2 homens, pelo que o resultado poderia ter sido diferente se mais homens se tivessem voluntariado. Os participantes poderiam ter-se voluntariado especialmente se estivessem bem ajustados ou, pelo contrário, se quisessem revelar experiências difíceis.

Pontos fortes

Investigámos a questão geral da investigação utilizando dois métodos muito diferentes: um método quantitativo baseado em registos e um método de entrevista qualitativa. O grande número de pessoas incluídas aleatoriamente proporcionou aos nossos dados baseados em registos uma elevada validade e poder estatístico. As 14 entrevistas proporcionaram reflexões profundas e relatos sensíveis sobre o complexo fenómeno de ter um progenitor com EM. A essência do fenómeno emergiu como uma nova perceção de que os jovens adultos com EM parental se esforçam por encontrar um equilíbrio entre a prestação de cuidados e a contenção. Esta perceção contribuiu para compreender os resultados aparentemente contraditórios dos dois estudos baseados em registos, no que diz respeito à influência benéfica da EM parental nas notas e à influência adversa no emprego. Assim, consideramos que os métodos se apoiam e complementam na investigação do objetivo geral da dissertação de doutoramento, que consiste em verificar se a EM parental influencia as crianças em diferentes fases do seu percurso de vida.

Um contributo para a força do estudo é o facto de, na Dinamarca, as pessoas terem acesso gratuito à educação, desde a escola básica até à universidade. Os estudantes recebem um subsídio e a possibilidade de contrair empréstimos muito favoráveis do Estado através do regime dinamarquês de subsídios e empréstimos para estudantes (SU).[87] O SU e o acesso gratuito à educação são oferecidos aos estudantes para aliviar a dependência do rendimento dos pais, de modo a que os estudantes possam obter uma educação independentemente da situação socioeconómica dos pais. A única restrição é o facto de os cursos mais procurados e mais caros terem um nível mínimo de GPA para serem admitidos.

Outro ponto forte é o facto de, de acordo com a OCDE, a Dinamarca se encontrar entre as sociedades mais igualitárias do mundo no que se refere ao fosso entre os que auferem rendimentos elevados e os que auferem rendimentos baixos.[80,101] O sistema de segurança social dinamarquês depende dos elevados impostos sobre o rendimento e o consumo privados, que são redistribuídos pela educação gratuita, pelos serviços de saúde, pelas infra-estruturas e pelo apoio às famílias monoparentais, aos desempregados e às pessoas com deficiência - por exemplo, ajuda financeira, ajudas à deficiência, ajuda doméstica e apoio aos cuidados infantis.[102,103] O sistema de segurança social dinamarquês desempenha um papel importante no nosso raciocínio de que, se existem diferenças entre os filhos de pais com esclerose múltipla e os filhos de pais sem esclerose múltipla na Dinamarca, é provável que existam diferenças ainda maiores noutros países onde os serviços de saúde e a educação dependem mais das circunstâncias socioeconómicas dos pais.

Um ponto forte adicional são os numerosos registos nacionais de base populacional que abrangem quase todas as áreas da vida na Dinamarca e que estão ligados pelo número único de identificação pessoal atribuído a todos os dinamarqueses no momento do nascimento ou da imigração.[74,104,105] Outros estudos que aplicam uma conceção de coorte estão frequentemente limitados a uma população pertencente a um determinado hospital ou a uma área geográfica, ao passo que os registos dinamarqueses são de âmbito nacional e de base populacional.

No estudo por entrevista, recolhemos e analisámos os dados de forma sistemática e rigorosa. Os participantes validaram regularmente os conceitos durante as entrevistas, o que reforçou ainda mais o estudo, juntamente com os dados pormenorizados das entrevistas.[73] Colocámos entre parêntesis os nossos preconceitos, reconhecendo-os explicitamente. Para evitar que a perspetiva de um único analista tivesse precedência,[68] triangulámos as nossas análises através de discussões regulares. Os participantes eram oriundos das cinco regiões da Dinamarca e de contextos sociodemográficos variados.

Conclusões

As principais conclusões da dissertação de doutoramento baseiam-se nos três artigos:

I. Resultados escolares dos descendentes de esclerose múltipla num estudo de coorte baseado em registos

- o Média de notas mais elevada no ensino básico
- o Nível semelhante de educação mais elevada obtida
- o Tendência para que mais mulheres descendentes de EM obtenham formação na área da saúde.

II. Emprego, pensão de invalidez e rendimento dos descendentes de esclerose múltipla num estudo de coorte baseado em registos

- o Aos 30 anos, os descendentes de esclerose múltipla tinham menos frequentemente emprego
- o Aos 30 e 40 anos, os descendentes de esclerose múltipla recebem mais frequentemente uma pensão de invalidez
- o No intervalo de cinco anos entre as idades *45^49,* os descendentes de EM
  - ■ Tinham uma menor probabilidade de atingir um rendimento bruto pessoal superior a 250 000 DKK
  - ■ Atingiram um rendimento médio semelhante ao da coorte de referência.

III. Experiências de ter um progenitor com EM num estudo de entrevista fenomenológica o Essência do fenómeno: A procura de um equilíbrio entre a prestação de cuidados e a contenção

- ■ *Cuidar*
  - o Assumir responsabilidades
  - o Preocupação e culpa
  - o Escolher formações no domínio da saúde
  - o Vantagem de ser responsável
- ■ *Restrição*
  - o Ocultar sentimentos e desejos
  - o Ansiedade e depressão
  - o Vergonha
  - o Falta de abertura e de conhecimento.

Com base nos resultados dos nossos três estudos, concluímos que a EM parental afectou as crianças tanto de forma benéfica como negativa. Os filhos foram influenciados de forma benéfica em termos de notas no ensino básico, de serem atenciosos e responsáveis. Foram negativamente influenciados em termos de emprego, nível de rendimento e contenção emocional nas relações íntimas.

A utilização dos registos nacionais dinamarqueses é um método poderoso para investigar a influência a longo prazo da EM parental. Podemos incluir toda a população de pessoas com

Os pais de jovens adultos com EM ao longo de 37 anos (início da EM entre 1950-1986) e os seus filhos e compará-los com os pais e filhos da população de base. O estudo de entrevistas aprofundadas com jovens adultos forneceu relatos pormenorizados do crescimento com EM dos pais. Ao aplicar dois métodos divergentes, obtivemos conhecimentos sobre os três estudos subjacentes que não teríamos conseguido obter através de um dos métodos isoladamente. Esta abordagem metodológica reforçou assim o trabalho de doutoramento.

A minha tese de doutoramento mostra que a EM parental pode afetar as crianças durante décadas, uma vez que tem uma influência a longo prazo no seu percurso de vida, tanto a nível socioeconómico como emocional.

Perspectivas futuras

As crianças são influenciadas até à idade adulta pela EM parental em aspectos importantes da vida, como as notas, o emprego, o nível de rendimento e as relações afectivas. O efeito da EM parental é multifatorial, com impactos a longo prazo, pelo que é difícil de isolar e investigar.

Os estudos anteriores centraram-se principalmente em crianças e adolescentes. São necessários mais estudos sobre este grupo etário jovem para investigar se existem factores de risco que possam ser prevenidos ou atenuados.

A investigação futura poderia beneficiar de mais estudos sobre a influência a longo prazo da EM parental nas crianças, porque milhões de crianças em todo o mundo crescem com um progenitor com EM e os conhecimentos actuais sobre o seu percurso na vida adulta são escassos.

Os filhos mais novos de um progenitor com EM no nosso estudo obtiveram notas significativamente mais elevadas no ensino básico do que os filhos de pais sem EM, mas como o ano mediano de nascimento foi 1990, muitas destas crianças ainda não tinham atingido o seu nível de escolaridade mais elevado aquando do acompanhamento em 2013. Propomos, por isso, a realização de um estudo semelhante dentro de vários anos para testar se as notas mais elevadas das crianças se reflectem num nível de escolaridade mais elevado.

A coorte de descendentes de esclerose múltipla alcançou níveis semelhantes de escolaridade mais elevada em comparação com a coorte de referência (Estudo I), mas a sua situação profissional era mais baixa aos 30 anos de idade, e atingiram mais frequentemente a pensão de invalidez aos 30 e 40 anos (Estudo II). Esta diferença na situação de emprego requer investigação e poderia beneficiar de (a) um estudo por entrevista para elucidar várias explicações e, em seguida, com base nos resultados do estudo por entrevista, (b) um estudo por questionário a nível nacional com descendentes de EM como pessoas de interesse, em comparação com pessoas de referência da população de base. São igualmente necessários estudos exploratórios por entrevista centrados nos adultos, que permitam conhecer os efeitos a longo prazo da EM dos pais na relação de casal, nos filhos, na educação, no emprego, na saúde física e psicológica e nas obrigações.

Implicações para a prática clínica

Os profissionais de saúde podem apoiar a pessoa com EM, os filhos, o parceiro e outros membros da família

- Incentivar a abertura e fornecer conhecimentos sobre a doença crónica à família
- Encaminhamento para ajuda relevante, por exemplo, a Sociedade de EM, grupos de apoio e ajuda psicológica
- Convidar os membros da família a participarem nas visitas aos cuidados de saúde para adquirirem conhecimentos e fazerem perguntas
- Sensibilizar os pais para os efeitos benéficos e adversos da EM parental nas crianças.

CAPÍTULO 6

Resumo

Antecedentes

A maioria das pessoas com esclerose múltipla (EM) tem o início da EM entre os 20 e os 40 anos de idade. Uma vez que dois terços das pessoas com EM são mulheres jovens em idade fértil, a parentalidade é uma questão essencial durante este período da vida. A potencial influência da EM dos pais nos filhos resulta dos vários sintomas da doença crónica, que afectam as capacidades físicas e cognitivas. As incapacidades e a fadiga causadas pela EM podem limitar a vida quotidiana e resultar em menos energia para as actividades ou na perda de emprego e, consequentemente, em piores condições para a família.

Objectivos e métodos

Esta dissertação de doutoramento foi concebida para investigar se a EM dos pais influencia as crianças em diferentes áreas ao longo do seu percurso de vida (ou seja, educação, emprego, pensão de invalidez e rendimento), bem como para explorar as experiências de ter um pai com EM.

Investigámos a questão de investigação utilizando dois métodos distintos:

- Um método quantitativo baseado em registos dinamarqueses de base populacional a nível nacional, comparando um grupo de crianças com um progenitor biológico com EM (designado por "descendentes de EM") com um grupo de crianças de pais sem EM (designado por "coorte de referência") até aos 58 anos de idade (Artigos I-II).
- Um método qualitativo baseado em entrevistas fenomenológicas face a face com jovens adultos com EM parental (artigo III).

O método epidemiológico baseado em registos nacionais complementado por um método de entrevista fenomenológica, o longo período de tempo e os grupos etários de "crianças" até aos 58 anos são originais nesta área de investigação.

Resultados

No Artigo I, investigámos os resultados escolares de 4.177 filhos de EM em comparação com 33.416 crianças de referência. Os filhos da esclerose múltipla obtiveram uma média mais elevada na última classe do ensino básico, aos 15 anos, embora tenham atingido níveis de escolaridade semelhantes aos das crianças de referência entre os 15 e os 58 anos. Verificou-se uma tendência para um maior número de mulheres da descendência com esclerose múltipla obterem formação na área da saúde do que as mulheres de referência entre os 21 e os 58 anos.

No artigo II, investigámos o emprego e os rendimentos de 2 456 descendentes de EM em comparação com 19 648 crianças de referência. Aos 30 anos, os filhos de esclerose múltipla estavam menos frequentemente empregados e, aos 30 e 40 anos, os filhos de esclerose múltipla recebiam mais frequentemente uma pensão de invalidez do que as crianças de referência. O rendimento médio no intervalo de idade de 45 a 49 anos era semelhante. Se analisarmos se a descendência com EM ganhava mais de 250 000 coroas dinamarquesas por ano (~ 33 650 euros), o que corresponde aproximadamente ao dobro do nível definido como pobreza na Dinamarca em 2012, verifica-se que os filhos com EM ganhavam acima deste nível de rendimento pessoal bruto anual com menos frequência do que as crianças de referência. Este nível de rendimento era apenas suficiente para as necessidades básicas.

No artigo III, explorámos as experiências das crianças que crescem com um progenitor com EM, entrevistando 14 jovens adultos entre os 18 e os 25 anos. Os resultados do estudo das entrevistas revelaram dois temas essenciais: "Cuidar" e "Restrição". Cada tema essencial emergiu de quatro subtemas. Cuidar: Assumir responsabilidades; preocupação e culpa; escolha de formações na área da saúde; vantagem de ser responsável. Contenção: Ocultar sentimentos e desejos; ansiedade e depressão; vergonha; falta de abertura e conhecimento. Todos os jovens adultos tiveram experiências com os temas essenciais do cuidado e da contenção. Metade dos participantes no estudo por entrevista estavam inscritos numa formação na área da saúde.

Conclusão

Crescer com um progenitor com EM pode ter influências benéficas e adversas nas crianças até à idade adulta. Por um lado, os resultados escolares dos filhos com EM são melhores ou semelhantes aos das crianças de referência, porque obtiveram melhores notas e níveis de escolaridade semelhantes. Para além disso, alguns dos jovens adultos entrevistados encontraram vantagens no facto de terem aprendido a ser responsáveis. Por outro lado, encontrámos uma associação adversa relativamente ao emprego, à pensão de invalidez e ao rendimento. Por outro lado, os jovens adultos entrevistados tiveram experiências de cuidar e de praticar contenção em relação ao progenitor com EM, ao outro progenitor e aos irmãos, sendo que a maioria dos participantes mantém esse padrão em relação aos amigos e companheiros.

Os resultados da prestação de cuidados e da contenção podem explicar em parte algumas das associações encontradas nos estudos baseados em registos. Os filhos podem continuar a cuidar dos pais e a esforçar-se por encontrar um equilíbrio entre a ajuda aos outros e a satisfação dos seus próprios desejos. Este desafio dos cuidadores pode também explicar em parte a associação benéfica entre a EM parental e a educação e a associação adversa com o emprego.

Assim, ter um progenitor com EM pode estar associado a uma influência socioeconómica a longo prazo na educação, no emprego, na pensão de invalidez, no rendimento e nas relações sociais ao longo da vida das crianças: A EM dos pais influencia as crianças até à idade adulta.

Referências

1. Lublin FD, Reingold SC, Cohen JA, et al. Definindo o curso clínico da esclerose múltipla: as revisões de 2013. Neurology 2014;83:278-86.
2. Confavreux C, Vukusic S. O curso clínico da esclerose múltipla. Handb Clin Neurol 2014;122:343-69.
3. Compston A, Coles A. Multiple sclerosis (Esclerose múltipla). Lancet 2008;372:1502-17.
4. Olsson T, Barcellos LF, Alfredsson L. Interações entre factores de risco genéticos, de estilo de vida e ambientais para a esclerose múltipla. Nat Rev Neurol 2016.
5. Compston A. O 150º aniversário da primeira representação das lesões da esclerose múltipla. J Neurol Neurosurg Psychiatry 1988;51:1249-52.
6. Kumar DR, Aslinia F, Yale SH, Mazza JJ. Jean-Martin Charcot: O Pai da Neurologia. Clin Med Res 2011;9:46-9.
7. Holmoy T. A Norse contribution to the history of neurological diseases (Uma contribuição nórdica para a história das doenças neurológicas). Eur Neurol 2006;55:57-8.
8. Barbellion WNP. O diário de um homem desiludido 1919.
9. Confavreux C, Vukusic S. Age at disability milestones in multiple sclerosis (Idade nos marcos da incapacidade na esclerose múltipla). Cérebro 2006;129:595-605.
10. Rejdak K, Jackson S, Giovannoni G. Multiple sclerosis: a practical overview for clinicians. Br Med Bull 2010;95:79-104.
11. Koch-Henriksen N, Sorensen PS. The changing demographic pattern of multiple sclerosis epidemiology (A mudança do padrão demográfico da epidemiologia da esclerose múltipla). Lancet Neurol 2010;9:520-32.
12. Magyari M, Koch-Henriksen N, Pfleger CC, Sorensen PS. Reprodução e o risco de esclerose múltipla. Mult Scler 2013;19:1604-9.
13. Magyari M, Koch-Henriksen N, Pfleger CC, Sorensen PS. Ambiente físico e social e o risco de esclerose múltipla. Mult Scler Relat Disord 2014;3:600-6.
14. Sociedade Nacional de Esclerose Múltipla. Multiple Sclerosis (Esclerose Múltipla): Apenas os Factos. Informações gerais. 2013.
15. Koch-Henriksen N, Magyari M, Laursen B. Registos de esclerose múltipla na Dinamarca. Ata Neurol Scand Suppl 2015;132:4-10.
16. Kister I, Chamot E, Salter AR, Cutter GR, Bacon TE, Herbert J. Disability in multiple sclerosis: a reference for patients and clinicians (Incapacidade na esclerose múltipla: uma referência para pacientes e clínicos). Neurology 2013;80:1018-24.
17. Kobelt G, Berg J, Lindgren P, Fredrikson S, Jonsson B. Costs and quality of life of patients with multiple sclerosis in Europe (Custos e qualidade de vida dos doentes com

esclerose múltipla na Europa). J Neurol Neurosurg Psychiatry 2006;77:918-26.

18. Bora E, Ozakba§ S, Velakoulis D, Waiterfang M. Cognição Social na Esclerose Múltipla: uma Meta-Análise. Neuropsychol Rev 2016;26:160-72.
19. Compston A, Coles A. Multiple sclerosis (Esclerose múltipla). Lancet 2002;359:1221-31.
20. Korakas N, Tsolaki M. Cognitive Impairment in Multiple Sclerosis: Uma revisão das avaliações neuropsicológicas. Cogn Behav Neurol 2016;29:55-67.
21. Minden SL, Frankel D, Hadden L, Perloffp J, Srinath KP, Hoaglin DC. The Sonya Slifka Longitudinal Multiple Sclerosis Study: métodos e caraterísticas da amostra. Mult Scler 2006;12:24-38.
22. Krupp L. A fadiga é intrínseca à esclerose múltipla (EM) e é o sintoma mais frequentemente relatado da doença. Mult Scler 2006;12:367-8.
23. Lerdal A, Celius EG, Krupp L, Dahl AA. A prospective study of patterns of fatigue in multiple sclerosis (Estudo prospetivo dos padrões de fadiga na esclerose múltipla). Eur J Neurol 2007;14:1338-43.
24. Braley TJ, Chervin RD. Fatigue in multiple sclerosis: mechanisms, evaluation, and treatment (Fadiga na esclerose múltipla: mecanismos, avaliação e tratamento). Sleep 2010;33:1061-7.
25. Hadjimichael O, Vollmer T, Oleen-Burkey M. Fatigue characteristics in multiple sclerosis: the North American Research Committee on Multiple Sclerosis (NARCOMS) survey. Health and quality of life outcomes 2008;6:100.
26. Confavreux C, Vukusic S. História natural da esclerose múltipla: um conceito unificador. Cérebro 2006;129:606-16.
27. Vukusic S, Confavreux C. História natural da esclerose múltipla: factores de risco e indicadores de prognóstico. Curr Opin Neurol 2007;20:269-74.
28. Wu N, Minden SL, Hoaglin DC, Hadden L, Frankel D. Quality of life in people with multiple sclerosis: data from the Sonya Slifka Longitudinal Multiple Sclerosis Study. J Health Hum Serv Adm 2007;30:233-67.
29. Pfleger CC, Flachs EM, Koch-Henriksen N. Social consequences of multiple sclerosis (1): early pension and temporary unemployment-a historical prospective cohort study. Mult Scler 2010;16:121-6.
30. Pfleger CC, Flachs EM, Koch-Henriksen N. Social consequences of multiple sclerosis. Parte 2. Divórcio e separação: um estudo de coorte histórico prospetivo. Mult Scler 2010;16:878-82.
31. Jelinek GA, De Livera AM, Marck CH, et al. Estilo de vida, medicação e determinantes sociodemográficos da qualidade de vida relacionada com a saúde física e mental em pessoas com esclerose múltipla. BMC Neurol 2016;16:235.
32. Bove R, Alwan S, Friedman JM, et al. Gestão da esclerose múltipla durante a gravidez e os anos reprodutivos: uma revisão sistemática. Obstet Gynecol 2014;124:1157-68.

33. Pakenham KI, Tilling J, Cretchley J. Dificuldades e recursos parentais: as perspectivas dos pais com esclerose múltipla e dos seus parceiros. Rehabil Psychol 2012;57:52-60.
34. Fabian M. Pregnancy in the Setting of Multiple Sclerosis (Gravidez no contexto da esclerose múltipla). Continuum (Minneapolis, Minn) 2016;22:837-50.
35. Sieh DS, Visser-Meily JMA, Meijer AM. Resultados diferenciais de adolescentes com pais cronicamente doentes e saudáveis. J Child Fam Stud 2013;22:209-18.
36. Uccelli MM. O impacto da esclerose múltipla nos familiares: uma revisão da literatura. Neurodegener Dis Manag 2014;4:177-85.
37. Razaz N, Nourian R, Marrie RA, Boyce WT, Tremlett H. Ajuste de crianças e adolescentes à esclerose múltipla dos pais: uma revisão sistemática. BMC Neurol 2014;14:107.
38. Bogosian A, Moss-Morris R, Hadwin J. Ajustamento psicossocial em crianças e adolescentes com um progenitor com esclerose múltipla: uma revisão sistemática. Clin Rehabil 2010;24:789-801.
39. Sieh DS, Meijer AM, Oort FJ, Visser-Meily JM, Van der Leij DA. Comportamento problemático em filhos de pais com doenças crónicas: uma meta-análise. Clin Child Fam Psychol Rev 2010;13:384-97.
40. Horner R. Intervenções para crianças que lidam com a esclerose múltipla dos pais: uma revisão sistemática. J Am Assoc Nurse Pract 2013;25:309-13.
41. Kelley SDM, Sikka A. A review of research on parental disability: implications for research and counseling practice. Rehabil Couns Bull 1997;41:105.
42. Knafl KA, Gilliss CL. Famílias e doença crónica: A Synthesis of Current Research. J Fam Nurs 2002;8:178-98.
43. Bjorgvinsdottir K, Halldorsdottir S. Silent, invisible and unacknowledged: experiências de jovens cuidadores de pais solteiros diagnosticados com esclerose múltipla. Scand J Caring Sci 2014;28:38-48.
44. Bogosian A, Moss-Morris R, Bishop FL, Hadwin J. How do adolescents adjust to their parent's multiple sclerosis? Um estudo de entrevista. Br J Health Psychol 2011;16:430-44.
45. Lackey NR, Gates MF. Adults' recollections of their experiences as young caregivers of family members with chronic physical illnesses. J Adv Nurs 2001;34:320-8.
46. Yahav R, Vosburgh J, Miller A. Emotional responses of children and adolescents to parents with multiple sclerosis (Respostas emocionais de crianças e adolescentes a pais com esclerose múltipla). Mult Scler 2005;11:464-8.
47. Pakenham KI, Bursnall S. Relations between social support, appraisal and coping and both positive and negative outcomes for children of a parent with multiple sclerosis and comparisons with children of healthy parents. Clin Rehabil 2006;20:709-23.
48. Yahav R, Vosburgh J, Miller A. Processos de separação-individuação de filhos adolescentes de pais com esclerose múltipla. Mult Scler 2007;13:87-94.

49. Alberts NM, Hadjistavropoulos HD. Doença parental, dimensões de apego e crenças de saúde: testando os modelos cognitivo-comportamental e interpessoal de ansiedade de saúde. Ansiedade, stress e coping 2014;27:216-28.
50. Bostrom K, Nilsagard Y. A family matter - when a parent is diagnosed with multiple sclerosis. Um estudo qualitativo. J Clin Nurs 2016;25:1053-61.
51. Ehrensperger MM, Grether A, Romer G, et al. Disfunção neuropsicológica, depressão, incapacidade física e processos de lidar com a situação em famílias com um progenitor afetado por esclerose múltipla. Mult Scler 2008;14:1106-12.
52. Bogosian A, Hadwin J, Hankins M, Moss-Morris R. A emoção e o humor expressos pelos pais, e não a sua incapacidade física, estão associados ao ajustamento dos adolescentes: um estudo longitudinal de famílias com um progenitor com esclerose múltipla. Clin Rehabil 2016;30:303-11.
53. Pakenham KI, Cox S. The nature of caregiving in children of a parent with multiple sclerosis from multiple sources and the associations between caregiving activities and youth adjustment overtime (A natureza da prestação de cuidados em filhos de pais com esclerose múltipla de várias fontes e as associações entre as actividades de prestação de cuidados e o ajustamento dos jovens ao longo do tempo). Psychol Health 2012;27:324-46.
54. Turpin M, Leech C, Hackenberg L. Living with parental multiple sclerosis: children's experiences and clinical implications. Can J Occup Ther 2008;75:149- 56.
55. Mazur E. Positive and negative events experienced by parents with acquired physical disabilities and their adolescent children. Fam Syst Health 2006;24:160- 78.
56. Kikuchi JF. The reported quality of life of children and adolescents of parents with multiple sclerosis. *Recent Adv Nurs* 1987;16:163-91.
57. Blackford KA. O crescimento de uma criança com um pai que tem esclerose múltipla: teorias e experiências. *Disabil Soc* 1999;14:673-85.
58. Olgas M. The relationship between parents' health status and body image of their children (A relação entre o estado de saúde dos pais e a imagem corporal dos filhos). *Nurs Res* 1974;23:319-24.
59. Crist P. Contingent interaction during work and play tasks for mothers with multiple sclerosis and their daughters. *Am J Occup Ther* 1993;47:121-31.
60. Razaz N, Tremlett H, Boyce WT, Guhn M, Joseph KS, Marrie RA. Impacto da esclerose múltipla parental no desenvolvimento da primeira infância: Um estudo de coorte retrospetivo. *Mult Scler* 2015;21:1172-83.
61. De Judicibus MA, McCabe MP. The impact of parental multiple sclerosis on the adjustment of children and adolescents (O impacto da esclerose múltipla parental no ajustamento de crianças e adolescentes). *Adolescence* 2004;39:551-69.
62. Diareme S, Tsiantis J, Kolaitis G, et al. Emotional and behavioural difficulties in children of parents with multiple sclerosis: a controlled study in Greece (Dificuldades

emocionais e comportamentais em filhos de pais com esclerose múltipla: um estudo controlado na Grécia). *Eur Child Adolesc Psychiatry* 2006;15:309-18.
63. Steck B, Amsler F, Grether A, et al. Problemas de saúde mental em filhos de pais com doenças somáticas, por exemplo, esclerose múltipla. Eur Child Adolesc Psychiatry 2007;16:199-207.
64. Paliokosta E, Diareme S, Kolaitis G, et al. Breaking bad news: communication around parental multiple sclerosis with children. Fam Syst Health 2009;27:64-76.
65. Frank J, Tatum C, Tucker S. On small shoulders. Learning from the experiences of former young carers. London: The Children's Society; 1999.
66. Creswell JW. Design de investigação: abordagens qualitativas, quantitativas e de métodos mistos. 3 ed., Thousand Oaks, CA. Thousand Oaks, CA: SAGE Publications; 2012.
67. Silverman D. Doing qualitative research. 3 ed., Los Angeles, Calif. Los Angeles, Califórnia: SAGE; 2010.
68. Patton MQ. Melhorar a qualidade e a credibilidade da análise qualitativa. Health Serv Res 1999;34:1189-208.
69. Husserl E. A Crise das Ciências Europeias e a Fenomenologia Transcendental. An Introduction to Phenomenological Philosophy. Evanston, Illinois: Northwestern University Press; 1970.
70. Giorgi A. Esboço de um método psicológico fenomenológico. In: Giorgi A, ed. Phenomenology and psychological research. Pittsburgh, PA, USA: Duquesne University Press; 1985:8-22.
71. Sadala ML, Adorno RdCF. A fenomenologia como método de investigação da experiência vivida: uma perspetiva a partir do pensamento de Husserl e Merleau Ponty. J Adv Nurs 2002;37:282-93.
72. Giorgi A. A teoria, a prática e a avaliação do método fenomenológico como procedimento de investigação qualitativa. J Phenomenol Psychol 1997;28:235-60.
73. Brinkmann S, Kvale S. InterViews. Aprender o ofício da entrevista de investigação qualitativa. 3 ed., Los Angeles, CA. Los Angeles, CA: Sage Publications; 2015.
74. Pedersen CB. O sistema de registo civil dinamarquês. Scand J Public Health 2011;39:22-5.
75. Allison RS, Millar JHD. Prevalência de esclerose disseminada na Irlanda do Norte. Ulster Med J 1954;23:1-27.
76. Poser CM, Paty DW, Scheinberg L, et al. Novos critérios de diagnóstico para a esclerose múltipla: Diretrizes para protocolos de investigação. Ann Neurol 1983;13:227-31.
77. McDonald WI, Compston A, Edan G, et al. Critérios de diagnóstico recomendados para a esclerose múltipla: Diretrizes do painel internacional sobre o diagnóstico da esclerose múltipla. Ann Neurol 2001;50:121-7.
78. Polman CH, Reingold SC, Edan G, et al. Critérios de diagnóstico para a esclerose

múltipla: revisões de 2005 dos "Critérios McDonald". Ann *Neurol* 2005;58:840-6.
79. Estatísticas da Dinamarca. Statistical Yearbook 2014. 118 ed: Statistics Denmark; 2014.
80. Andersen L, Sabiers SE, Olsen L, Andersen JG, Ploug N. [Luta de classes a partir de cima]: Gyldendal; 2014.
81. OCDE. Pobreza. Publicações da OCDE, Paris 2014.
82. Koch-Henriksen N. The Danish Multiple Sclerosis Registry: a 50-year follow-up. Mult Scler 1999;5:293-6.
83. Koch-Henriksen N, Rasmussen S, Stenager E, Madsen M. The Danish Multiple Sclerosis Registry. História, recolha de dados e validade. Dan Med Bull 2001;48:91-4.
84. Pedersen CB. O sistema de registo civil dinamarquês. Scand J Public Health 2011;39:22-5.
85. Jensen VM, Rasmussen AW. Registos de educação dinamarqueses. Scand J Public Health 2011;39:91-4.
86. Baadsgaard M, Quitzau J. Registos dinamarqueses sobre rendimentos pessoais e pagamentos de transferências. Scand J Public Health 2011;39:103-5.
87. Ringsmose C. Social welfare and minding the achievement gap: A view from Denmark. Educação Infantil 2012;88:185-8.
88. Giorgi A. Uma aplicação do método fenomenológico em psicologia. In: Giorgi A, Fischer C, Murray E, eds. Duquesne studies in phenomenological psychology. Pittsburgh, PA, USA: Duquesne University Press; 1975:82-103.
89. Giorgi A. Description versus interpretation: competing alternative strategies for qualitative research J Phenomenol Psychol 1992;23:119-35.
90. Giorgi A. A propósito dos métodos fenomenológicos de Husserl e Heidegger e da sua aplicação em psicologia. Coleção do Cirp. Montreal, Quebec, Canadá 2007:63-78.
91. Giorgi A. O método fenomenológico. The descriptive phenomenological method in psychology A modified Husserlian approach. Pittsburgh, PA, EUA: Duquesne University Press; 2009:87-137.
92. Associação Médica Mundial. Declaração de Helsínquia da Associação Médica Mundial: princípios éticos para a investigação médica envolvendo seres humanos2013. Relatório n.º: 0098-7484.
93. Benner P, Wrubel J. The Primacy of Caring. Stress and Coping in Health and Illness. Menlo Park, CA: Addison-Wesley Publishing Company; 1989.
94. Mauseth T, Hjalmhult E. Experiências de adolescentes sobre como lidar com a esclerose múltipla dos pais: um estudo de teoria fundamentada. J Clin Nurs 2016;25:856-65.
95. Buhse M. The Elderly Person With Multiple Sclerosis: Implicações clínicas para o aumento do tempo de vida. J Neurosci Nurs 2015;47:333-9; quiz E1.
96. Buhse M. Assessment of caregiver burden in families of persons with multiple sclerosis (Avaliação da carga do cuidador em famílias de pessoas com esclerose múltipla). J Neurosci Nurs 2008;40:25-31.

97. Magyari M, Koch-Henriksen N, Sorensen PS. O Registo Dinamarquês de Tratamento da Esclerose Múltipla. Clin Epidemiol 2016;8:549-52.
98. Sormani MP, Bruzzi P. Podemos medir os efeitos do tratamento a longo prazo na esclerose múltipla? Nat Rev Neurol 2015;11:176-82.
99. Confavreux C, Vukusic S, Moreau T, Adeleine P. Relapses and progression of disability in multiple sclerosis. N Engl J Med 2000;343:1430-8.
100. Razaz N, Joseph KS, Boyce WT, et al. Filhos de pais com doenças crónicas: Relação entre esclerose múltipla parental e saúde do desenvolvimento infantil. Mult Scler 2015.
101. OCDE. O que está a acontecer à desigualdade de rendimentos? Income Inequality The Gap between Rich and Poor: OECD Publishing:31-9.
102. Olejaz M, Juul Nielsen A, Rudkjobing A, Okkels Birk H, Krasnik A, Hernandez-Quevedo C. Denmark health system review. Health Syst Transit 2012;14:i-xxii, 1-192.
103. Lykketoft M. O modelo dinamarquês - uma história europeia de sucesso: Conselho Económico do Movimento Laboral; 2010.
104. Thygesen LC, Ersb0ll AK. Registos dinamarqueses de base populacional para investigação em saúde pública e bem-estar relacionado com a saúde: Introdução ao suplemento. Scand J Public Health 2011;39:8-10.
105. Schmidt M, Pedersen L, Sorensen HT. O sistema de registo civil dinamarquês como ferramenta em epidemiologia. Eur J Epidemiol 2014;29:541-9.
106. Arnaud SH. Algumas caraterísticas psicológicas de crianças com esclerose múltipla. Psychosom Med 1959;21:8-22.
107. Peters LC, Esses LM. Family environment as perceived by children with a chronically ill parent. J Chronic Dis 1985;38:301-8.
108. Brandt P, Weinert C. Children's mental health in families experiencing multiple sclerosis (Saúde mental das crianças em famílias com esclerose múltipla). J Fam Nurs 1998;4:41-64.
109. Steck B, Grether A, Amsler F, et al. Variáveis da doença e depressão que afectam o processo de lidar com a doença em famílias com um progenitor com doença somática. Psychopathology 2007;40:394-404.
110. Pakenham KI, Cox S. Test of a model of the effects of parental illness on youth and family functioning (Teste de um modelo dos efeitos da doença parental no funcionamento dos jovens e da família). Health Psychol 2012;31:580-90.
111. Pakenham KI, Cox S. Comparações entre jovens de um progenitor com EM e um grupo de controlo sobre ajustamento, prestação de cuidados, ligação e funcionamento familiar. Psychol Health 2013;29:1-15.
112. Bogosian A, Moss-Morris R, Bishop FL, Hadwin J. Desenvolvimento e validação inicial do Questionário de Percepções da Doença Parental (PPIQ). J Health Psychol 2013.
113. Razaz N, Tremlett H, Boyce T, Guhn M, Marrie RA, Joseph KS. Incidência de

transtornos de humor ou ansiedade em filhos de pais com esclerose múltipla. Paediatr Perinat Epidemiol 2016.

114. Razaz N, Tremlett H, Marrie RA, Joseph KS. Depressão periparto em pais com esclerose múltipla e transtornos psiquiátricos em crianças. Mult Scler 2016.

115. Coles AR, Pakenham KI, Leech C. Evaluation of an intensive psychosocial intervention for children of parents with multiple sclerosis (Avaliação de uma intervenção psicossocial intensiva para filhos de pais com esclerose múltipla). Rehabil Psychol 2007;52:133-42.

116. Cross T, Rintell D. Children's perceptions of parental multiple sclerosis (As percepções das crianças sobre a esclerose múltipla dos pais). Psychol Health Med 1999;4:355-60.

117. Steck B, Amsler F, Kappos L, Burgin D. Gender-specific differences in the process of coping in families with a parent affected by a chronic somatic disease (e.g. multiple sclerosis). Psychopathology 2001;34:236-44.

118. Steck B, Amsler F, Schwald Dillier A, Grether A, Kappos L, Burgin D. Indicação para psicoterapia em descendentes de um progenitor afetado por uma doença somática crónica (por exemplo, esclerose múltipla). Psychopathology 2005;38:38-48.

119. Hughes N, Locock L, Ziebland S. Personal identity and the role of 'carer' among relatives and friends of people with multiple sclerosis. Soc Sci Med 2013;96:78- 85.

120. Nilsagard Y, Bostrom K. Informar as crianças quando um dos pais é diagnosticado como tendo esclerose múltipla. Int J MS Care 2015;17:42-8.

CAPÍTULO 7

Apêndices

Figura 1: Captura de ecrã do NVivo 10

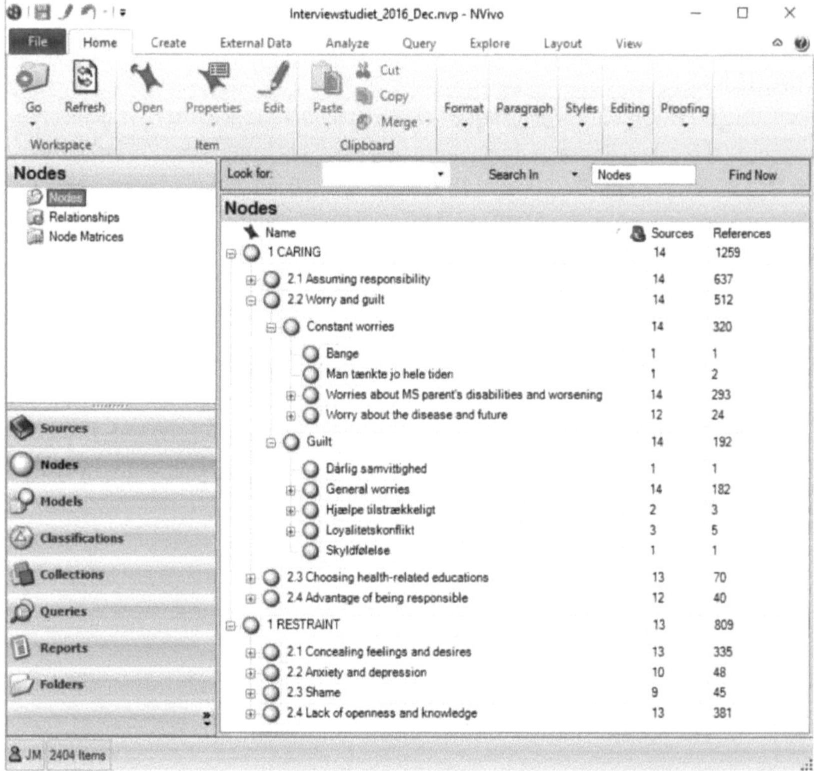

Quadro 1: Panorama dos estudos anteriores

Quantitative studies

Sample (age range of children)	Key findings	Country	Ref Year
60 children of MS parents/221 children of parents without MS (7–16 years)	Children of an MS parent scored higher in: body concern, dysphoria, hostility, constraint in interpersonal relations and dependency longings. Boys of an MS parent were "reacting with somewhat greater body concern, dysphoria, and aggressive hostility than girls, girls intensifying patterns of compliant overcontrol" (Arnaud 1959, p. 20).[106]	USA	Arnaud[106] 1959
124 children of MS parents/60 controls (7–11 years)	Body image scores were similar between groups. Girls with MS mothers tended to show greater body image distortion than girls with MS fathers or boys with MS mothers.	USA	Olgas[58] 1974
33 families with a parent with MS/ 33 control families without MS (12–18 years)	MS families scored higher on the conflict and lower on family cohesion and intellectual-cultural orientation subscales.	Canada	Peters[107] 1985
31 girls of mothers with MS/34 girls of mothers without MS (8–12 years)	No differences: Similar interactions and receptive, directive and dissuasive behaviors used by the mothers with and without MS and their daughters during a work task and a play task.	USA	Crist[59] 1993
174 children of MS parents/background population 'norms' (7–17 years)	26% of the children of an MS parent were 'at risk' for a mental health problem compared with the background population of 12%–20%.	USA	Brandt[108] 1998
48 children of MS parents/ no comparison group (4–16)	Children of an MS parent experienced more peer problems, more distress and difficulties in managing their lives.	Australia	De Judicibus[61] 2004
56 children of MS parents/156 controls (10–18 years)	Children of an MS parent reported more intense emotions in all aspects examined than controls: They had a greater degree of obligation, responsibility and concern for their parents, they worried about parent's inability to perform household tasks, and they hid their personal problems to avoid burdening their parents.	Israel	Yahav[16] 2005
56 children of MS parents/64 controls (4–17 years)	Children of an MS parent, especially children of mothers with MS, had more emotional and behavioral problems. Maternal depression and family dysfunction were associated with children's problems. Family dysfunction predicted children's general and externalizing problems. The MS mother's impairment severity predicted children's internalizing problems.	Greece	Diareme[62] 2006
48 children of MS parents/145 controls (10–25 years)	Children of an MS parent showed lower adjustment, life satisfaction, positive affect, higher somatization, and they had more caregiving responsibilities. Better adjustment for children of an MS parent was related to higher levels of social support, lower stress appraisals, greater reliance on approach coping strategies (problem solving, seeking support and acceptance) and less reliance on avoidant coping (wishful thinking and denial).	Australia	Pakenham[17] 2006

Control comparison child of parents without MS; MS multiple sclerosis

Quadro 1 - continuação

Quantitative studies

Sample (age range of children)	**Key findings**	**Country**	**Ref year**
192 children of an MS parent. 144 parents with MS. 109 partners without MS/ no comparison group (4–17)	Children with depressed parents were associated with high risk of mental health problems. especially internalizing disorders. Recommendation: The mental health of both the children and the parents should be addressed.	Switzer-land. Greece. Germany	Steck[109] 2007
56 children of MS parents/156 controls (10–18 years)	Children of an MS parent reported a higher degree of depression. anxiety and separation anxiety than controls. Recommendation: Therapeutic intervention for all family members.	Israel	Yahav[48] 2007
56 children of an MS parent. 56 parents with MS. 56 partners without MS/ no comparison group (4–17 years)	Children **with 'partial information' about parent**al MS scored higher in social difficulties. social problems. internalizing behaviors and total problems than children **with 'total disclosure' or 'no information' about the parent's MS.**	Greece	Paliokosta[64] 2009
Time 1. baseline: 127 children of an MS parent. 85 parents with MS in 85 families Time 2. 12 months: 90 children of an MS parent. 70 parents with MS/ no comparison group (10–20 years)	Parental depression affects family functioning, and this was associated with lower youth adjustment and physical and mental health.	Australia	Pakenham[110] 2012
Time 1. baseline: 130 children of an MS parent. 85 parents with MS. 55 partners without MS in 88 families Time 2. 12 months later: 91 children of an MS parent. 71 parents with MS. 48 partners without MS/ no comparison group (10–20 years)	Children who had higher levels of instrumental care and social-emotional care at time 1 were associated with poorer adjustment at time 2. There were beneficial effects of higher personal-emotional care on adjustment. Time 2: Higher caregiving responsibilities were associated with lower life satisfaction, higher somatization and total difficulties for the children.	Australia	Pakenham[53] 2012
126 children of MS parents/126 controls (8–20 years)	Children of an MS parent did not differ significantly from controls in somatization, health. pro-social behavior, behavioral-social difficulties. caregiving. attachment and family functioning. Children of an MS parent reported lower peer relationship problems than controls.	Australia	Pakenham[111] 2013

Quadro 1 - continuação

Quantitative studies

Sample (age range of children)	**Key findings**	**Country**	**Ref year**
Time 1, baseline: 104 children of MS parents Time 2. 6 months later: 62 children of MS parents/ no comparison group (12–19 years)	**Children's perceptions of** parental MS rather than disease severity were associated with their psychosocial well-being 6 months later. Stronger beliefs that MS has negative consequences and is chronic and unpredictable were associated with worse psychosocial adjustment.	UK	Bogosian[112] 2013
783 children and their parent with MS/2988 children and their parents without MS (5 years)	MS in mothers, not fathers, was associated with lower rates of developmental vulnerability, especially regarding social development. Presence of mental and physical comorbidity and greater disability in mothers with MS were associated with higher risk of developmental vulnerability in children.	Canada	Razaz[100] 2015
153 children of MS parents/876 children of parents without MS (5 years)	Children of an MS parent scored similar to the comparison children on early childhood developmental outcomes. However, children of parents with mental health morbidity and longer duration of exposure to parental MS tended toward a higher risk of early childhood developmental vulnerability than comparison children.	Canada	Razaz[60] 2015
Time 1, baseline: 75 children of an MS parent. 56 parents with MS, 40 partners without MS Time 2, 6 months later: 62 children of an MS parent. 48 parents with MS. 33 partners without MS/ no comparison group (12–19 years)	Higher depression and expressed emotion scores of **parents with MS were correlated with their children's** psychological difficulties. There was no correlation with the severity, duration or **type of MS on adolescents' adjustment neither at** baseline nor follow-up.	UK	Bogosian[52] 2016
1028 children of MS parents/4010 children of parents without MS (4–18 years)	Children of mothers with MS had higher rates of mood and anxiety disorders than children of mothers without MS. There was no association between fathers with MS and **mental health morbidity and their children's mood or** anxiety disorders.	Canada	Razaz[113] 2016
360 children and their MS parent/1207 children and their parent without MS (4–17 years)	Parental MS was associated with a higher risk of peripartum depression (especially among fathers with MS vs fathers without MS) and increased the risk of psychiatric disorders in children. Children of MS parents had a higher rate of psychiatric disorders than the comparison children.	Canada	Razaz[114] 2016

Quadro 1 - continuação

Mixed method study

Sample (age range of children)	**Key findings**	**Country**	**Ref year**
20 children of an MS parent at a 6–day camp, questionnaires at pre- and postintervention and at 3–month follow-up; 14 parents with MS/ no comparison group (9–14 years)	After the camp-intervention, children reported significant decreases in distress, stress, caregiving compulsion and restriction in activity; and children reported increased social support and knowledge about MS. Parents reported an increase in the children's knowledge about MS at follow-up.	Australia	Coles[115] 2007

Qualitative studies

Sample (age range of children)	**Key findings**	**Country**	**Ref year**
32 children of MS parents/ no comparison group (6–17 years)	Positive factors were a good quality of life. Negative factors were little knowledge about MS, feelings of fear, anger and sadness.	Canada	Kikuchi[56] 1987
22 children of MS parents/ no comparison group (not stated)	Positive factors were higher personal competence, hopefulness and spirituality. Negative factors originated more from society's norms and parent's unemployment than MS.	Canada	Blackford[57] 1999
21 children of MS parents/ no comparison group (7–14 years)	Children lacked knowledge about MS disease, possible worsening or factors contributing to worsening but could accurately describe the physical and emotional state of their MS parent.	USA	Cross[116] 1999
87 children of an MS parent, parent with MS and partners without MS in 52 families/ no comparison group (3–26 years)	Daughters cope better than sons. Only the daughter's coping was affected by age and parent's disease variables. Coping in parents without MS was correlated with the children's coping and even more with the same-sex children and parents without MS. Daughters and mothers without MS coped better with the MS father's increasing disability than sons and fathers without MS.	Switzerland	Steck[117] 2001
41 children of MS parents/ compared with previously determined coping ability of child (6–18 years)	Half (22 of 41) of the children were estimated to need psychotherapy. This was related to the children's inability to cope with the parent's MS. Depression, single parenthood or emotional inadequacy of the parent with MS adversely affected the children but this could be mediated by the children's parent without MS if their relationship was of a high quality.	Switzerland	Steck[118] 2005
72 children of an MS parent, 44 parents with MS, 36 partners without MS/ no comparison group (3–26 years)	Neither parental severity of disability, depression nor coping predicted the coping of the children or the partner without MS.	Switzerland	Ehrens-perger[51] 2008

Quadro 1 - continuação

Qualitative studies

Sample (age range of children)	**Key findings**	**Country**	**Ref Year**
8 children of MS parents/ no comparison group (7–14 years)	Positive factors were pride in caretaking skills. Negative factors were too many responsibilities that limited the children's participation in education and leisure, conflicting emotions, worries, anxiety and isolation. Helpful factors were engaging in age-appropriate activities, time for friends and leisure, sharing household tasks and caretaking, confiding in adults and friends and sharing emotions.	Australia	Turpin[54] 2008
15 children of MS parents/ no comparison group (13–18)	Positive factors were feeling more empathetic and grown-up. Negative factors were family tension, less time with friends and worries about the future.	UK	Bogosian[11] 2011
5 children of an MS parent – 35 other interviewees were siblings, spouses, parents or friends/ no comparison group (not stated)	The 40 interviewees either rejected, embraced, enforced or absorbed the identity of carer. Self-identification as a carer relate to expectations about whether one should assume a caring role.	UK	Hughes[119] 2013
11 children of a single parent with MS no comparison group ('young adults')	The children felt silent, invisible and unacknowledged as caregivers with limited professional support. Recommendation: Health care professionals should provide information, support and guidance for young carers.	Iceland	Bjorgvins-dottir[43] 2014
9 children of an MS parent, 9 parents with MS, 5 partners without MS/ no comparison group (12–23 years)	Children, parents with MS and partners all stressed the continual need for information about MS from diagnosis and onwards adjusted to the child's maturity level. Openness in the family about MS and encouragement to ask questions and talk about it was beneficial.	Sweden	Nilsagård[120] 2015
9 children of an MS parent, 9 parents with MS, 5 partners without MS no comparison group (12–23 years)	The children worried about the health of the parent with MS, and children and partners had difficulties understanding and coping with the MS parent's fatigue, dysfunctional cognition and depression. Recommendation: To recognize the family members' need for information and coping to aid family functioning and adjustment.	Sweden	Boström[50] 2016
15 children of MS parents/ no comparison group (12–18 years)	The children's main concern was to preserve control in an uncertain everyday life. They tried to resolve this concern by balancing the needs of their family with their own needs using four strategies: reflecting, adjusting, taking responsibility and seeking respite.	Norway	Mauseth[94] 2016

Quadro 2: Variáveis nos estudos I-II

Variable	Description
Parents	
Diagnosis	Year of MS diagnosis
FLDRbirth	Parental age at childbirth
FLDRed2	Parental educational levels from basic school to university, dichotomized at basic school or above
FLDRed4	Parental educational levels from basic school to university stratified into four categories: Basic school; secondary school; VET, short or medium higher education, BA; long higher education, PhD
FLDRpnr	Anonymized unique identification number for each parent
FLDRsex	Male or female parent
FLDRtype	MS parent or reference parent
FLDRYoB	Year of birth of the parents
Children	
PNR	Anonymized unique identification number for each child
Type	MS offspring or reference child **MS offspring:** Children of one biological parent with MS, randomly selected from each sibship, excluding twins, people emigrated and children with MS **Reference cohort:** Children of biological parents without MS, randomly selected from each sibship, excluding twins, people emigrated and children with MS
Sex	Male or female child
YoB	Year of birth of the children
Death	Dead or alive
GPA	Grade point average in basic school, continuous
ED2	Educational levels from basic school to university, dichotomized at basic school or above
ED4	Educational levels from basic school to university stratified into four categories: Basic school; secondary school; VET, short or medium higher education, BA; long higher education, PhD
Sund	Health-related education: Yes/no
Job30	Employment at age 30: Yes/no
Job40	Employment at age 40: Yes/no
Job50	Employment at age 50: Yes/no
Pen30	Disability pension at age 30: Yes/no
Pen40	Disability pension at age 40: Yes/no
Pen50	Disability pension at age 50: Yes/no
Income	Personal gross annual income during the five-year interval at ages 45–49 corrected for inflation, continuous
IN2	Personal gross annual income during the five-year interval at ages 45–49 corrected for inflation, dichotomized at DKK 250,000 ~ EUR 33,650 or above

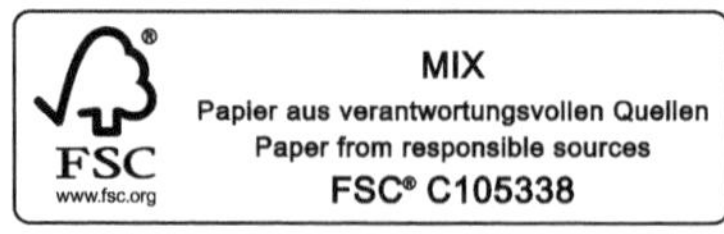

Printed by Books on Demand GmbH, Norderstedt / Germany